AS CARTAS DE LYS

CIP-BRASIL. CATALOGAÇÃO NA PUBLICAÇÃO
SINDICATO NACIONAL DOS EDITORES DE LIVROS, RJ

D967c   Dusik, Elisabet
           As cartas de Lys : um projeto de autocura com florais / Elisabet Dusik. – 2. ed. – Porto Alegre [RS] : AGE, 2022.
           173 p. ; 16x23 cm.

           ISBN 978-65-5863-095-1

           1. Flores – Uso terapêutico. 2. Essências e óleos essenciais – Uso terapêutico. I. Título.

       21-74649   CDD: 615.321
                                CDU: 616-085:631.575

Camila Donis Hartmann – Bibliotecária – CRB-7/6472

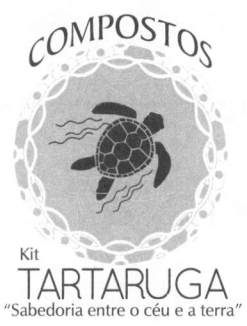

Elisabet Dusik

AS CARTAS DE LYS
Um Projeto de Autocura com Florais

2.ª edição, revista e ampliada

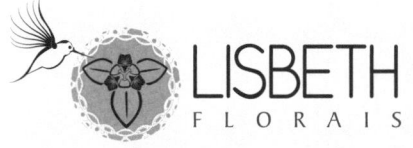

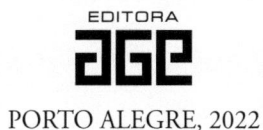

PORTO ALEGRE, 2022

© Elisabet Dusik, 2022

Ilustrações e capa:
Elisabet Dusik

Arte digital das ilustrações das cartas:
Caroline Lampert Dusik

Arte e design da capa e livro:
Luciane Jaqueline Tarouco

Diagramação:
Nathalia Real

Revisão e ortografia:
Tamira Pacheco

Supervisão editorial:
Paulo Flávio Ledur

Editoração eletrônica:
Ledur Serviços Editoriais Ltda.

Reservados todos os direitos de publicação à
LEDUR SERVIÇOS EDITORIAIS LTDA.
editoraage@editoraage.com.br
Rua Valparaíso, 285 – Bairro Jardim Botânico
90690-300 – Porto Alegre, RS, Brasil
Fone: (51) 3223-9385 | Whats: (51) 99151-0311
vendas@editoraage.com.br
www.editoraage.com.br

Impresso no Brasil / Printed in Brazil

Dedico este trabalho aos meus filhos: Rafael Dusik Putten, Richard Dusik Putten, e Carlos Arauto Putten Júnior, que são Mestres na minha jornada.

Às minhas netas: Caroline Lampert Dusik e Sarah Emanuelle Andrade Dusik, por me oportunizarem a experiência maravilhosa de ser avó.

E a todos os seres de luz que guiam o meu trabalho.

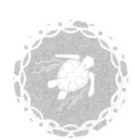

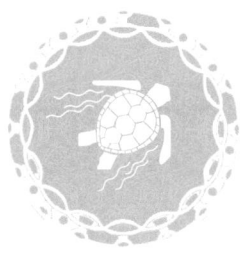

AGRADECIMENTO

Agradeço ao meu Pai Criador e à Amada Mãe Espírito Planetário da Terra pela oportunidade de oferecer este trabalho. Agradeço a todos os meus Mestres, Guias e Protetores Espirituais e à minha ancestralidade.

Agradeço à minha família. Sem ela e seu apoio incondicional não teria chegado até aqui. Ao meu companheiro, que tanto me incentivou e ajudou, Luiz Augusto Santos Gay. Aos meus filhos: Rafael, Richard e Carlos Júnior, presentes que a vida me deu. Às noras queridas: Ana, Silvana e Mariana, filhas do coração.

Agradeço aos terapeutas que utilizam as essências florais e me auxiliam com seu trabalho.

Agradeço muito aos tantos amigos deste caminho junto às flores. Não citarei seus nomes, pois posso esquecer alguém, e não me perdoaria, pois, são muitos, mas registro aqui o auxílio inestimável neste final de trabalho de Camila Fernandes, que digitou este trabalho enquanto eu estava impossibilitada de fazê-lo. À Tamira Pacheco, pela revisão, e à Jaqueline Tarouco, minha *designer,* que desde o princípio tem me acompanhado com sua arte maravilhosa, e à Artflor (Associação de Terapeutas Florais do RS) por todo o apoio e auxílio.

Obrigada, muito obrigada!

Elisabet Dusik

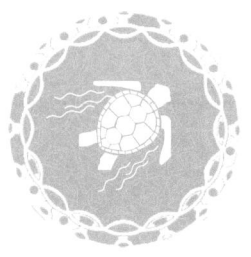

PREFÁCIO 1

As cartas são guardiãs de nossa consciência. Falam à nossa alma, mostram os sentimentos guardados como tesouros em nosso ser. As essências são suas aliadas, revelando conflitos, trazendo à tona emoções, abrindo o acesso a informações e mobilizando as forças internas arquetípicas e as possibilidades de autocura e evolução.

Elisabet Dusik conseguiu aliar essas duas poderosas práticas, que agem em parceria e permitem uma transformação pessoal, a partir de escolhas que repercutem de forma positiva em nosso ser.

A caminhada se constrói ao caminhar, e as essências das Flores de Lys representam toda uma trajetória evolutiva. É dessa forma que as cartas atuam em nossa vida, e este livro do Kit Tartaruga traz a chance de um olhar diferenciado, mais sábio, sobre nós mesmos.

As Cartas de Lys atuam como ferramentas para um despertar de Consciência. Trazem respostas às dúvidas que diariamente os assediam; são como luzes que nos mostram qual o caminho a ser seguido. Iluminam nossa caminhada e nos permitem andar em direção à nossa missão pessoal e planetária. Longevidade e sabedoria fazem parte desse despertar.

Gratidão!

Rogéria Comim
Presidente da Artflor
Porto Alegre, RS/2016

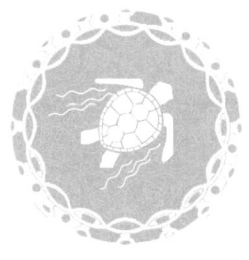

PREFÁCIO 2

Aproxima-se um momento importante para a humanidade e para o planeta, momento esse que põe em teste a capacidade da humanidade de superar questões que há muito tempo pedem resolução. O ser humano é testado física, mental e emocionalmente todos os dias, encurralando-se na sala dos espelhos para se conhecer.

Esse forçoso mecanismo decorre da estagnação consciencial da humanidade, que não quer encarar que precisa de uma mudança interna de postura. Que existe outra realidade possível, onde, além das mazelas da dor e do medo, há um reino de consciência para aqueles que se propuserem a efetuar essa mudança. Essa mudança é cíclica, que já se percebe pela realidade social e política, pela natureza e pelo inconsciente coletivo cada vez mais denso e confuso.

Para algumas pessoas, como Elisabet Dusik, essa mudança foi uma opção interna, ouvir esse chamado e passá-lo por seus próprios meios, conhecendo-se a si mesma em profundidade cada vez maior e assim criando a mudança de consciência.

Nessa jornada, reconheceu nos florais não somente um remédio para o homem, como dizia o amado Dr. Bach, mas uma jornada de autoconhecimento e cura. Reconheceu nas essências chaves de despertar consciencial e elevação da condição humana, revelando através da sua busca infinitas possibilidades de cura que continham tais essências. Difícil é encontrar consciências como Elisabet, com tal disposição para experimentação guiada pelo amor incondicional e pelo serviço; na ânsia de servir, veio a Ser, e, Sendo com as flores, cocriou um sistema floral com ampla envergadura, nos mais complexos dilemas da consciência humana, não só em nível físico, mental ou emocional, mas também de alma.

O leitor encontrará neste livro muito mais que um estudo e sistematização de essências, mas uma simbiose de essência e consciência, além de uma experiência de vida. Autora e obra são uma experiência de alma que produziu seus frutos no puro amor, ancorados na proteção da espiritualidade puramente altruísta e na guiança das flores. Muitos caminhos foram percorridos na intuição da autora, que muito viajou a mando das flores, na intuição de que o que cocriava não era seu, mas um presente para a humanidade.

O leitor está em posse de uma ferramenta de mudança de consciência, única forma de reivindicarmos nossa herança divina de tornar o planeta melhor. Curando a si mesmo, curamos o planeta. Aprendamos com as flores a mensagem da simplicidade e do amor, aprendamos a "servir para vir a ser", como costuma dizer Elisabet; aprendamos com o mestre Dr. Bach:

A vida não nos exige grandes sacrifícios… Pede-nos apenas para fazermos a nossa viagem com alegria no coração e para sermos uma bênção para aqueles que estão ao nosso redor.

Namastê!

Carlos Arauto Pütten Junior
Terapeuta Floral – Reiki Master
Gravataí, 2016

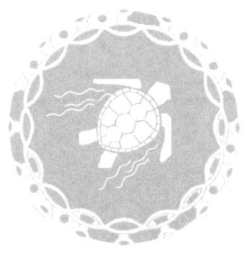

SUMÁRIO

Nota da autora 17
Introdução 19
As Cartas de Lys 21
As 32 Cartas de Lys 23
Sugestão de uso 25
A tartaruga no Xamanismo 29

1. O TEMPO 31
   Composto As Abuelitas 33
2. A SEMENTE 35
   Composto Acolhimento 37
3. OS CONFLITOS 39
   Composto Adolescer 41
4. O LIVRO 44
   Composto Aprendizado 46
5. A PAZ 48
   Composto Ansiolítico 50
6. A CHAMA TRINA 53
   Composto Arcanjos 55

7. A TRANSFORMAÇÃO 58
   Composto Butterfly 60
8. OS CAMINHOS E AS ESCOLHAS 63
   Composto Caminhos 65
9. A CONFIANÇA 68
   Composto Crescer 70
10. A PALAVRA 72
    Composto Correta Comunicação 74
11. O COLIBRI 76
    Composto Colibri 78
12. FEMININO SAGRADO 80
    Composto das Deusas 82
13. OS CHAKRAS 85
    Composto Equilíbrio dos Chakras 87
14. A PSIQUE 90
    Composto Esponjinha 92
15. A CRIANÇA 94
    Composto Gaya 96
16. A COMPREENSÃO 98
    Composto Hepático 101
17. A BELEZA 103
    Composto La Loba 105
18. A LUZ 107
    Composto Limpeza Energética 109
19. A MATERNIDADE 111
    Composto Mamãe x Bebê 113

20. A PATERNIDADE..115
   Composto Paternidade 117

21. A ACEITAÇÃO..119
   Composto Mediunidade 121

22. A PUREZA 123
   Composto Pureza 125

23. A ENERGIA 127
   Composto Reconstrutor Energético Emocional 129

24. O AUXÍLIO..132
   Composto Resgate de Luz................................134

25. OS CICLOS..137
   Composto Renascer..139

26. O SAGRADO MASCULINO 142
   Composto Sagrado Masculino 144

27. O CORAÇÃO 147
   Composto Sagrado Curador 149

28. AS MORTES 151
   Composto Saudades 153

29. O RESGATE 155
   Composto S.O.S. Resgate................................157

30. O AMOR..159
   Composto União Sagrada................................161

31. A DEPENDÊNCIA 164
   Composto Vícios 166

32. A MISSÃO E O PROPÓSITO 168
   Composto Raio Azul 170

Conclusão 172

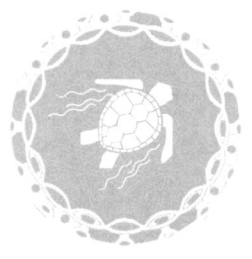

NOTA DA AUTORA
Quanta coisa nova para informar!

A Flor de Lys Essências Florais é um trabalho da minha vida e da minha missão. A pesquisa começou em 2003. Em 2010 o sistema foi oficialmente lançado. Em 2011 recebemos o prêmio Destaque da Terapia Floral, concedido pela Artflor (Associação de Terapeutas Florais do RS). Em janeiro de 2018, em Nota Técnica de Orientação Sobre Terapia Floral na Rede de Atenção à Saúde, junto ao Departamento de Ações em Saúde, e Política Estadual de Práticas Integrativas e Complementares, a Flor de Lys recebe junto a outros sistemas a indicação técnica como sistema a ser indicado junto às PICS, podendo ser incluída no Sistema Único de Saúde.

Em 2021 passamos por mais uma transformação, por questões de marca. Não podendo registrar como Flor de Lys (pois já existe um registro em Marcas e Patentes com este nome desde 1997 no mesmo segmento), optei por trocar o nome, e não querendo perder a identidade da FLOR DE LYS por ser a flor marca do sistema, a "FLOR DE LYS ESSÊNCIAS FLORAIS" passa a se chamar "LISBETH FLORAIS", com o mesmo cuidado e características que sempre acompanharam meu trabalho desde 2003.

Nosso *site* já está com novo endereço: lisbeth.com.br. Quem acessar o flordelysrs.com.br será direcionado ao novo, que chega em 2022 com muito mais informações e atualizações.

Quando em 2015 este livro foi editado, as essências ainda não traziam as informações que temos hoje das Essências do Campo de Consciência. Então as descrições dos compostos contam agora com a informação que agrega o campo de consciência, que engloba a memória da flor e tudo que concerne ao feitio dessas essências florais.

A outra mudança que temos nesta segunda edição é que as imagens, que foram por mim canalizadas e desenhadas, contam agora com o talento e ilustração digital da minha neta Caroline Lampert Dusik, que está começando sua carreira de ilustradora e *designer*.

Desde pequena, Caroline mostra aptidão para as artes, principalmente o desenho. Segue os passos na minha arte, que sempre adorei desenhar, quanto do seu pai, Rafael Dusik, que traz essa habilidade artística.

Então, o que você vai encontrar neste livro são frutos de um trabalho que chega na terceira geração da família, e de forma muito profissional e adulta, Caroline abraçou este desafio, sendo fiel ao tema das cartas e das figuras, mas com o toque, a beleza e a sensibilidade de sua arte.

Quando olho para esta jornada junto às flores, só tenho gratidão por tantos presentes no meu caminho.

Aqui deixo também registrado que a *designer* Jaqueline Tarouco está comigo desde o início, com o trabalho de elaboração do *site*, do logo, com uma parceria sensível e respeitosa desde 2003, quando comecei minha pesquisa. Este ano junto com a arte de Caroline, chega a parceria com a Editora AGE, que me recebe agora para esta nova etapa. Muito obrigada AGE Editora e muito obrigada Caroline, por fazerem parte deste caminho.

Assim entrego esta segunda edição revisada com muito amor e gratidão.

Elisabet Dusik

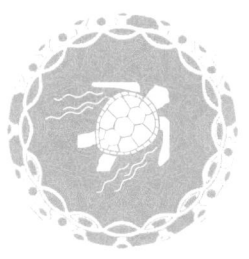

INTRODUÇÃO

Desde a antiguidade o homem busca por respostas, sendo muito antigo o método de utilização de cartas para previsões, profecias, alertas ou até como forma de acalmar os nossos questionamentos e as respostas que buscamos.

Como pesquisadora, mas também apaixonada por tarôs, cartas e oráculos, utilizei muitas dessas ferramentas na busca da minha caminhada espiritual. Acredito que as cartas possam nos oferecer com suas imagens uma experiência de sincronicidade, como Carl Jung, psicanalista suíço, afirmava. Para Jung, mandalas e cartas podiam despertar essas experiências, trazendo conteúdos que, ao serem explorados, podem trazer uma melhor compreensão de si mesmo.

Seja qual for a forma e utilização, considero as cartas uma excelente ferramenta terapêutica, quando usadas com seriedade e respeito.

Existem 32 caminhos na vida, chamados de caminhos de sabedoria, que levam a 32 estados de consciência, que fazem parte da nossa etapa evolutiva.

Este tarô contém 32 temas pertinentes a situações e ciclos pelo quais quase todos passamos e que muitas vezes não ficam claros no momento em que ocorrem. O objetivo aqui é trazer luz para no momento certo buscar auxílio.

Este é um trabalho de cunho espiritual, não religioso, onde os temas foram canalizados usando toda minha experiência terapêutica e trajetória de vida. Desejo a você que as Cartas de Lys possam abrir caminho para aprofundar o seu autoconhecimento ou servir de auxílio como ferramenta de trabalho.

A Autora

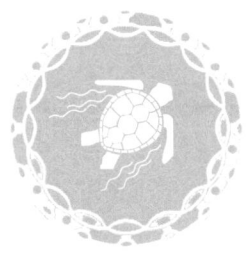

AS CARTAS DE LYS

Este projeto nasceu com o propósito e a missão de servir junto à natureza e cocriar com a Terra. Junto a essa missão que me guia e guiou nesses anos de pesquisa dos florais, as flores representam para mim mandalas perfeitas de Deus. A cada essência elaborada junto ao meu ser, o coração enchia-se de gratidão por poder ser e estar no aqui e agora, em um momento tão delicado da Terra, podendo assim contribuir com humildade, sabedoria e amor, mostrando o que a Terra nos proporciona.

O que são essências florais e como atuam:

Florais é o nome genérico dado às essências feitas de flores e outros campos de consciência da natureza, que mobilizam as qualidades necessárias a cada ser para auxiliarem em seu processo evolutivo de autocura. Os florais são catalisadores do processo de evolução pessoal, nos levam a identificar e transformar emoções e tendências negativas ou destrutivas, favorecendo o acesso a novas possibilidades da vida interior. Geram saúde, bem-estar e acabam por nos abrir novos caminhos e percepções rumo à integralidade do ser. São aprovados e indicados pela OMS – Organização Mundial da Saúde para ser utilizados por qualquer pessoa, sendo seguros e sem efeito colateral.

Compostos florais são fórmulas prontas, com essências escolhidas dentro de um tema, uma situação, um momento, onde se faz necessária a intervenção através de ferramentas que oportunizem a autocura.

Terapia floral é uma terapia natural integrativa e complementar que utiliza essências florais como meio de trazer autoconhecimento, criar novas possibilidades de escolhas e de mobilizar qualidades que permitem a superação de conflitos, o que resulta numa melhor qualidade de vida e bem-estar.

Antes de serem somente cartas, este trabalho com os compostos são lâminas que foram desenhadas com profunda conexão, em um leque de oportunidades de nosso inconsciente para liberar a informação necessária para que nosso "Eu Superior" possa se conduzir a esse caminho de cura.

As Cartas de Lys podem ser utilizadas como auxílio para a escolha de um buquê de terapia floral que seja adequado ao momento. Pode ser uma excelente ferramenta de aconselhamento pessoal, individual ou em grupo para dinâmicas ou reflexão, de um auxílio que pode vir do simples fato de reconhecer o momento presente e fazer a meditação sugerida ou ainda usar o composto em questão.

As Cartas de Lys são compostas por trinta e duas imagens de determinadas situações por que todos passamos no decorrer da nossa existência.

Desejo de coração que estas lâminas despertem em cada um o sinal que chega através das imagens e que ressoem em sua consciência para oportunizar a cura. Que seu coração esteja aberto para utilizar esta ferramenta como um bom auxílio no seu caminho, e que este caminho se torne de sabedoria, amor, sucesso e muita luz.

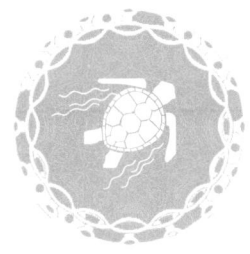

AS 32 CARTAS DE LYS

1. O Tempo
2. A Semente
3. Os Conflitos
4. O Livro
5. A Paz
6. A Chama Trina
7. A Transformação
8. Os Caminhos
9. A Confiança
10. A Palavra
11. O Colibri
12. O Feminino Sagrado
13. Os Chakras
14. A Psique
15. A Criança
16. A Compreensão
17. A Beleza (A Mulher Selvagem)
18. A Luz
19. A Maternidade
20. A Paternidade
21. A Aceitação
22. A Pureza
23. A Energia
24. O Auxílio
25. Os Ciclos
26. O Sagrado Masculino
27. O Coração
28. As Mortes
29. O Resgate
30. O Amor
31. A Dependência
32. A Missão e o Propósito

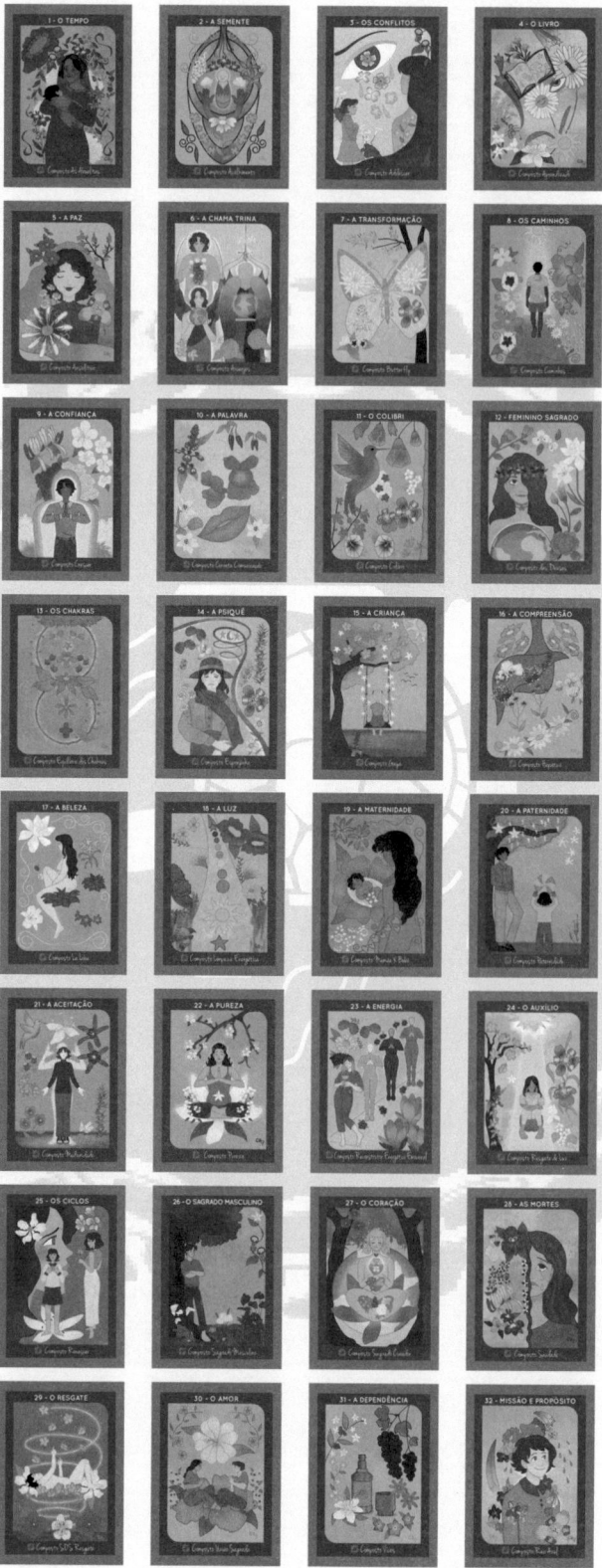

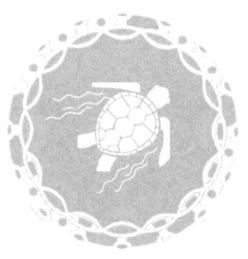

SUGESTÃO DE USO

Você pode retirar uma carta do baralho pedindo orientação. Esta carta vai estar de alguma forma trazendo algo pertinente a sua situação atual. Observe que abaixo da explicação da imagem sugerimos uma meditação e temos o composto ligado a essa lâmina. Nada impede de você criar a sua forma de trabalho com outras lâminas, retirando, por exemplo, três cartas que possam representar o passado, o presente e o futuro.

Ou quatro cartas representando as quatro direções: Norte, Sul, Leste e Oeste. O Leste é o momento presente na sua vida ou a situação atual. O Sul fala da sua criança, sua fragilidade e qual a melhor forma de cura. O Oeste fala de acalmar o coração e perceber o que essa imagem lhe diz e refletir no silêncio para que possa perceber com que ferramentas pode contar. E o Norte, o conselho da tartaruga, a sabedoria dos ancestrais e perceber por qual situação você deve agradecer e abençoar.

Assim, sigo neste caminho de cocriação com a natureza e com a mãe Terra, permitindo que meu sentir me mostre sempre o caminho.

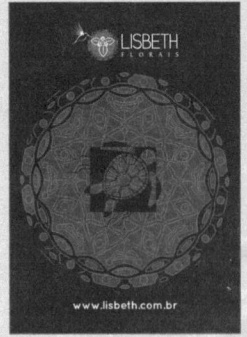 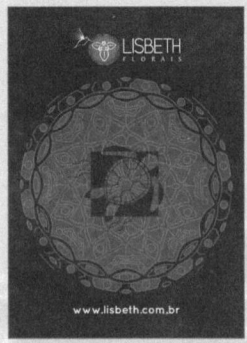 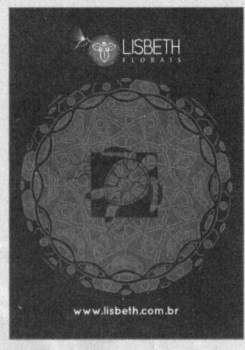

PASSADO   PRESENTE   FUTURO

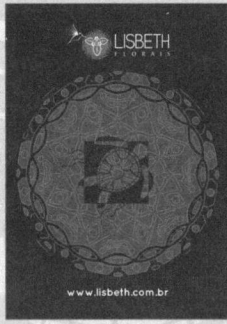

NORTE

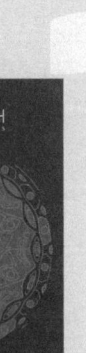 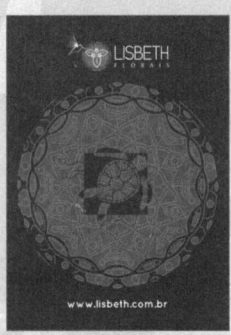

OESTE   LESTE

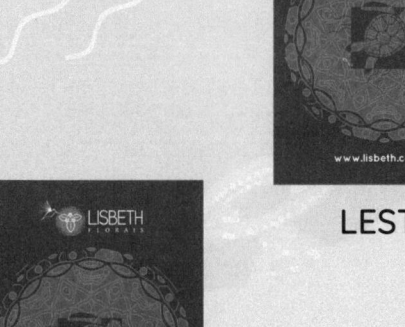

SUL

O que tem a tartaruga a ver com as Cartas de Lys?

A Lisbeth Florais (Flor de Lys Essências Florais) foi criada a partir de uma filosofia xamânica, com cada carta correspondendo a um composto, que são fórmulas prontas e que definem o tema da carta. Ao conjunto desses compostos chamamos de:

Kit Tartaruga – "Sabedoria entre o céu e a terra". É um *kit* de compostos, ou seja, fórmulas prontas de que se trata este livro, que compõe uma carta-tema e a sugestão de um composto floral para esse tema.

São 32 cartas-temas e 32 compostos que formam o Kit Tartaruga.

Os demais *kits* de essências são:

- Kit Libélula – "Rompendo a ilusão do ego".
- Kit Beija-Flor – "Ancorando o amor no coração".
- Kit Vovó Aranha – "Cura nas relações da teia da vida".
- Kit Borboleta – "Transformação e liberdade na vida".
- Kit Constelação – "Um olhar para o sistema familiar", também de fórmulas compostas.
- Kit de essências avulsas.

Você encontra informações sobre os outros *kits* e essências no *site*:

www.lisbeth.com.br

Simbolismo da tartaruga (Cúpula, crocodilo, dragão)

Macho e fêmea, humano e cósmico, o simbolismo da tartaruga estende-se a todos os domínios do imaginário.

Por sua carapaça, redonda como o céu na parte superior – o que a torna semelhante a uma cúpula – e plana como a terra na parte inferior, a tartaruga é uma representação do Universo, constituindo-

-se por si mesma numa cosmografia. Como tal aparece no Extremo Oriente, entre os chineses e japoneses, no centro da África negra, entre os povos da Aliança do Níger, Dogons e Bambaras, para citar somente os mais conhecidos.

A ideia poder, que evocam suas quatro patas curtas plantadas no solo como as colunas de um templo, sua massa e sua força, faz dela também o cosmóforo* carregador do mundo.

Os clássicos chineses insistem na sua função de estabilizadora: Niu-Kua corta as quatro patas da tartaruga para estabelecer os quatro polos da criação.

Na Índia, a tartaruga é um suporte do trono divino.

Os Brâmanes associam-na à própria criação.

Essa função de suporte do mundo, garantia de sua estabilidade, identifica-a com a mais alta das divindades.

---

* No Tibete, assim como na Índia, a tartaruga e cosmófora; é uma encarnação, ora de um Bodhisattva ora de Vishnu, que sobre esta forma tem o rosto verde, sinal de regeneração ou de geração logo que emerge das primeiras águas carregando a terra sobre suas costas. Para os Maias, o Deus da Lua é representado coberto por uma couraça em concha de tartaruga, trazendo a ideia de longevidade, imortalidade e fertilidade.

Em todos os continentes, inúmeras tradições reúnem essas características simbólicas. A avó dos homens cai do céu sobre o mar.

Segundo os iroqueses, não havia terra; então a tartaruga carrega a avó sob o seu dorso, o que a onda traz e cobre novamente com lodo retirado do fundo do oceano. Assim, pouco a pouco, forma-se sobre o dorso da tartaruga a primeira ilha, que se transforma em toda a terra.

Encontra-se a mesma crença entre outras tribos norte-americanas, como os Sioux, os Huron, bem como em povos Altaicos, Turcos ou Mongóis da Ásia Central, como os Buriatos e os Dorbotes. Nos mitos mongóis, a tartaruga dourada carrega a montanha central do universo.

(Pesquisa do livro *Dicionário de Símbolos* – Jean Chevalier e Alain Gheerbrant, p.868-9).

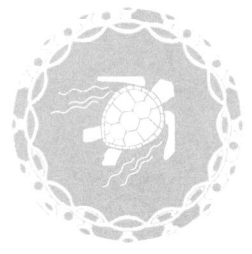

A TARTARUGA NO XAMANISMO
Tartaruga – Mãe Terra

Alimente meu espírito. Agasalhe meu coração para que eu possa servi-la também... Nos ensinamentos dos índios norte-americanos, a tartaruga é o símbolo mais antigo do planeta Terra. É a personificação da energia das deusas e também da eterna Mãe, da qual derivam nossas vidas. Nós nascemos das entranhas da Terra e nossos corpos retornarão para seu solo quando morrermos. A tartaruga nos alerta para a necessidade de honrar a Terra e respeitar a necessidade de dar e receber, dando para a Terra aquilo que dela recebemos.

A tartaruga possui uma carapaça similar àquela empregada há milênios pela Terra para proteger-se das profanações das quais é vítima. A proteção da Mãe Terra manifesta-se nas mudanças que ocorrem em sua superfície, nos abalos sísmicos, na atividade vulcânica, que faz surgir novas porções de terra, e nas alterações climáticas. Assim como a tartaruga, você também possui carapaças que o protegem da inveja, do ciúme, das agressões e da inconsciência alheia. O totem da tartaruga o ensina, por seus padrões de comportamento, a saber se proteger.

A tartaruga é uma excelente professora da arte de encontrar uma ligação maior com a Terra. Usando o poder de cura da tartaruga, você será capaz até mesmo de superar sua tendência de viver no mundo da lua. Aprendendo a manter os pés no chão, você será capaz de focalizar melhor seus pensamentos e suas ações, aprendendo a relaxar, a desacelerar e a encontrar a paz que possibilitará a concretização de seus ideais. Com sua calma proverbial, a tartaruga o adverte do risco de tentar "apressar a corrente do rio". O milho colhido antes do tempo não atinge a plenitude, mas se deixarem que ele amadureça em seu próprio ritmo, ele se desenvolverá bastante e servirá de alimento para um número maior de pessoas. A tartaruga enterra seus pensamentos na areia, como faz com seus ovos, deixando ao sol a tarefa de chocá-los. Isto ensina a necessidade de amadurecer suas ideias antes de deixá-las virem à luz.

(Texto retirado das *Cartas Xamânicas,* de Jamie Sams p.79).

E foi assim, em conexão com essa maestra, essa professora, que este trabalho se concretizou. E na conexão com ela, deixei a criatividade falar mais alto no meu coração e fui ilustrando as cartas conectada, canalizando e recebendo informações, significado e meditações.

Os animais são excelentes professores; basta que estejamos atentos aos sinais do caminho. Com eles e a natureza aprendi a escutar as mensagens, a perceber na sutileza e sincronicidade do tempo o que eu precisava compreender, aceitar e mudar, e a partir da minha mudança auxiliar muitos irmãos a mudarem.

Assim, sigo neste caminho de cocriação com a natureza e com a Mãe Terra, permitindo que meu sentir me mostre sempre o caminho.

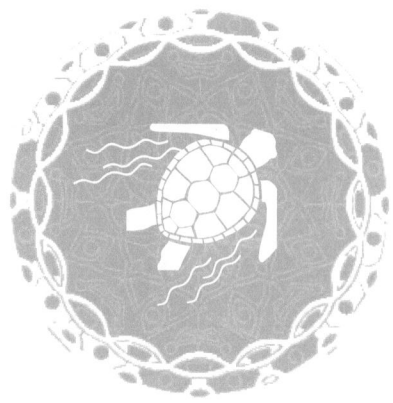

1

O Tempo

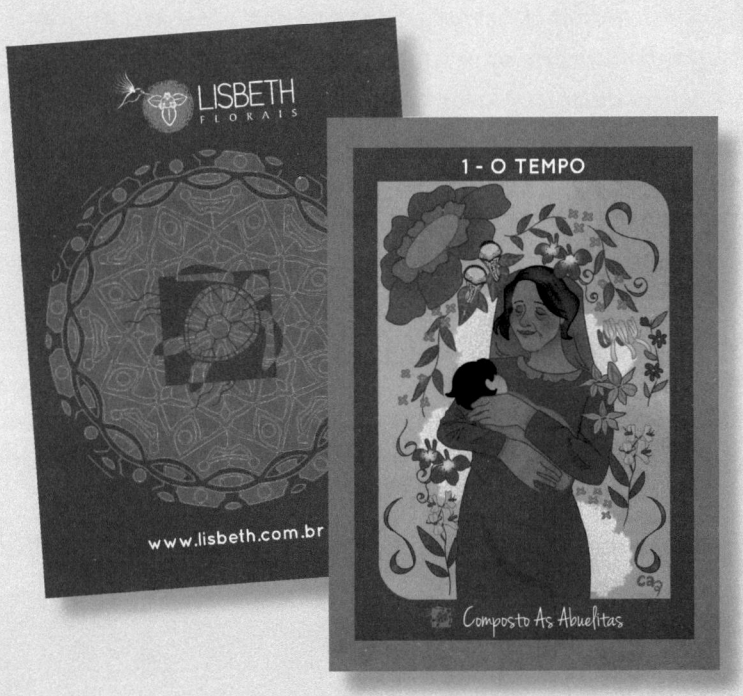

Se a carta do Tempo chegou até você hoje, o conselho é que observe o seu tempo, como você vive os seus ciclos e como permite partirem.
A sabedoria desta carta é estar no centro, dentro do seu tempo para que a cura necessária se faça.

A definição de tempo sugere duração relativa às coisas que criam no ser humano a ideia de: presente, passado e futuro. Período contínuo no qual os eventos sucedem-se na direção dos fatos e que determinam os momentos, períodos e épocas. A grande sabedoria das *abuelitas*, das avós e da carta do Tempo é aceitar a passagem do tempo e seus ciclos: vivendo no presente, honrando o passado e se abrindo para o futuro. O tempo se une no centro, e nós escolhemos estar no passado, viver o presente ou com a mente no futuro. A carta do Tempo nos traz a condição de escolha de partida. As mortes são necessárias e fazem parte do tempo e dos ciclos; cabe a nós deixá-las ir, para o novo chegar. As *abuelitas* contam o tempo através das histórias e embalam em seus braços o futuro; são consideradas sábias curadoras. As *abuelitas* reconhecem que o tempo pode ser necessário para florescer, para esquecer, para fortalecer, para aceitar.

O passado não volta, o futuro ainda não chegou. Viva o seu momento presente, o aqui e o agora; perceba que é chegado o momento de observar dentro do seu tempo; escolha estar no seu centro, no colo das suas ancestrais, honrando a sabedoria antiga, da qual você faz parte.

Acolha-se no colo da *Madre Tierra*, das *abuelitas* e recorde no seu centro, percebendo o quanto você já amadureceu e qual é o momento a que você precisa dar atenção na sua vida. As *abuelitas* convidam você a estar no aqui e agora honrando e agradecendo os seus ciclos, a Terra, a Deus, ao Universo, para que assim possa criar um futuro melhor.

Composto As Abuelitas
(As avós – equilíbrio, aceitação e maturidade)

Este composto trabalha a capacidade de desabrochar para o conhecimento e o entendimento, para a aceitação do tempo. Trabalha a sabedoria de despertar se abrindo para novas posturas.

Oportunizar, acessar o conhecimento interno, que muitas vezes não se manifesta por medo de se expor, faz a conexão com a sacerdotisa interna. Liberdade de ser e aceitar-se plenamente.

É útil para todos os momentos em que o tempo conta, em que o ser não se encontra feliz no seu momento: mudanças de vida, menopausa, maturação, doenças de longo prazo e crônicas. Este é o momento de ter o seu tempo e perceber no seu tempo o seu corpo. Este é o momento de cura. Atua nos campos de consciência, liberdade de ser e aceitar-se plenamente.

MEDITAÇÃO DO TEMPO

Respire fundo, encoste-se, deixe a coluna ereta, colocando-se numa posição bem confortável. Faça três respirações profundas, inspirando o ar pelo nariz, soltando pela boca. Centre-se agora no seu coração, sinta no seu peito um ponto de luz dourada e o deixe expandir, como se fosse se abrindo um sol dentro do seu coração. Nesse centro, você se coloca sentado, recebendo a luz dourada do sol, e perceba que tudo vai ficando mais leve a sua volta. Respire suavemente. Permita-se estar no vácuo, no vazio do tempo. Peça, nesse instante, licença ao seu Eu Superior e peça a orientação das suas ancestrais, de seus ancestrais, seja para qual for o problema que você esteja passando.

Permita-se estar no colo das *abuelitas*, no colo do seu coração. Respire fundo e sinta essa conexão com a Terra, o céu, o seu ser e permita que sua mente se abra com claridade para que você esteja no tempo do seu tempo, no seu centro. Permaneça por mais alguns minutos.

Ao voltar respirando bem fundo, perceba como em alguns momentos você conseguiu qualificar a sua energia dentro do seu tempo. Agradeça, honre a sua ancestralidade e o seu ser por estar se permitindo nesse caminho evolutivo a parar e prestar atenção, a estar no aqui e agora, no presente.

2

A Semente

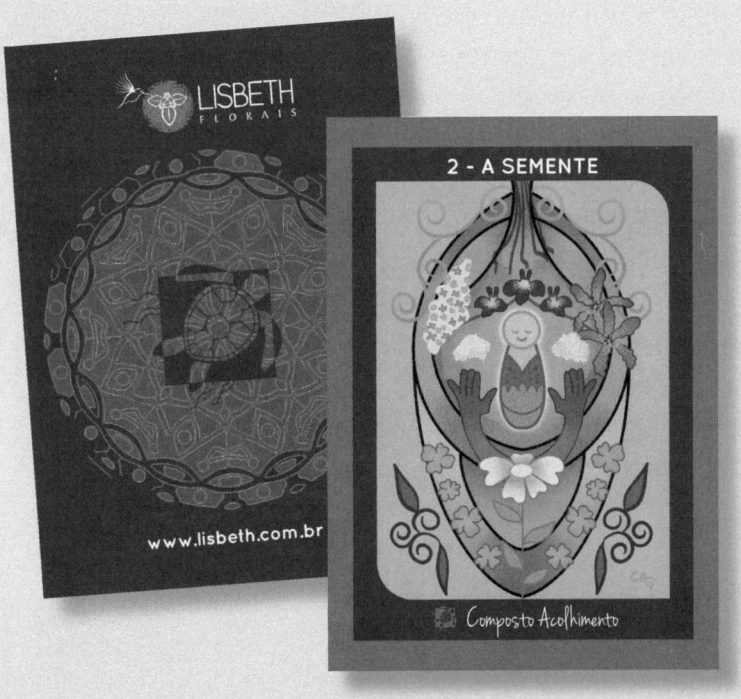

Se esta imagem saiu para você hoje, pode estar em um momento que precise de acolhimento, aconchego, de não se sentir só. A carta reflete a necessidade de colo e de amparo. Se não tem se sentido assim, talvez alguém a sua volta esteja necessitando do seu ombro, do seu aconchego. Às vezes, você só necessita estar consigo mesmo e se autoaconchegar.

A carta da Semente traz o acolhimento. Convida a observar na imagem que a representa como uma semente o bebê, que está recolhido e amparado, acolhido dentro da Terra. A Terra é a nossa mãe, e uma das maiores curas é este contato. Escute o som da Terra, as folhas, os pássaros. Somos seres que por natureza sentimos a necessidade de acolher e de ser acolhido. Há muitos momentos em que as respostas vêm por nossa criança interna.

A carta da Semente fala também de deixar-se acolher pelo momento e permitir-se que a energia se acomode, permitir aquietar-se como uma semente e renovar-se para permitir que energia então floresça, renovando os aspectos que precisam de força para desabrochar. Ser acolhido é uma forma de humildade; permitir-se ser acolhido também é generosidade. Nós também podemos ser acolhidos, assim como acolher. Procure observar quais os aspectos que você precisa acolher. Qual o momento da sua vida que está necessitando da sua atenção, e então volte-se para dentro como a semente, buscando forças na terra, no colo morno e quente para nascer e ser gente. Neste momento, observe, acolha e aceite.

> "No aconchego da terra quente no útero morno e acolhedor repousa a semente. E em planta cresce e se abre em flor resplandecente onde evolui do fruto, se faz semente novamente, para completar mais um ciclo se fazer novamente a semente. Assim é a vida do ser, de semente ser gente, fazer-se mulher que na beleza do amor dentro do útero constrói gente, aceitando a beleza da natureza e dos ciclos de ser semente novamente."

Composto Acolhimento
(Auxílio nas situações estressantes)

Esta essência é Indicada na falta, no abandono de si mesmo; equilibra e resgata a capacidade de autoamar-se.

Para todas as situações onde haja necessidade de colo, de ombro, de sentir-se amparado, esta essência ancora a energia de calma e de não estar só, de sentir-se acolhido. Nos campos de consciência, faz sentir-se acolhido.

MEDITAÇÃO DA SEMENTE

Escolha um lugar tranquilo onde você não será interrompido. Coloque almofadas ou um pequeno cobertor no chão e se acomode em posição fetal. Vá respirando tranquilamente, puxando o ar pelo nariz, soltando pela boca. Relaxando.

Se essa posição não acomoda, pode fazer a posição da tartaruga, ajoelhando-se e deitando, deixando o colo se abaixar sobre seus joelhos e apenas relaxar. Nesse momento, comece escutando as batidas de seu coração. Aquiete a sua mente, deixe que o vazio vá preenchendo sons, e mais e mais você vai entrando para dentro de si, permitindo-se imaginar que está no centro, no colo da Terra, onde a terra morna o acolhe e permite este acolhimento suave e doce.

Sinta-se numa escuridão quieta e calma onde o medo não vive. Sinta-se tranquilo, respirando. Permita-se ficar nesse momento nessa posição confortável imaginando-se dentro da Terra quente e morna, e deixe que devagarinho seu corpo saiba qual o momento de esticar um braço ou uma perna, como se fossem ramos da flor que nasce. E vá se permitindo lentamente, levantar suavemente, como se a semente fosse brotada, rompendo a terra, abrindo-se para o sol. Respire agora sentindo a luz do sol, a vitalidade e agradeça pelo seu momento semente.

3

Os Conflitos

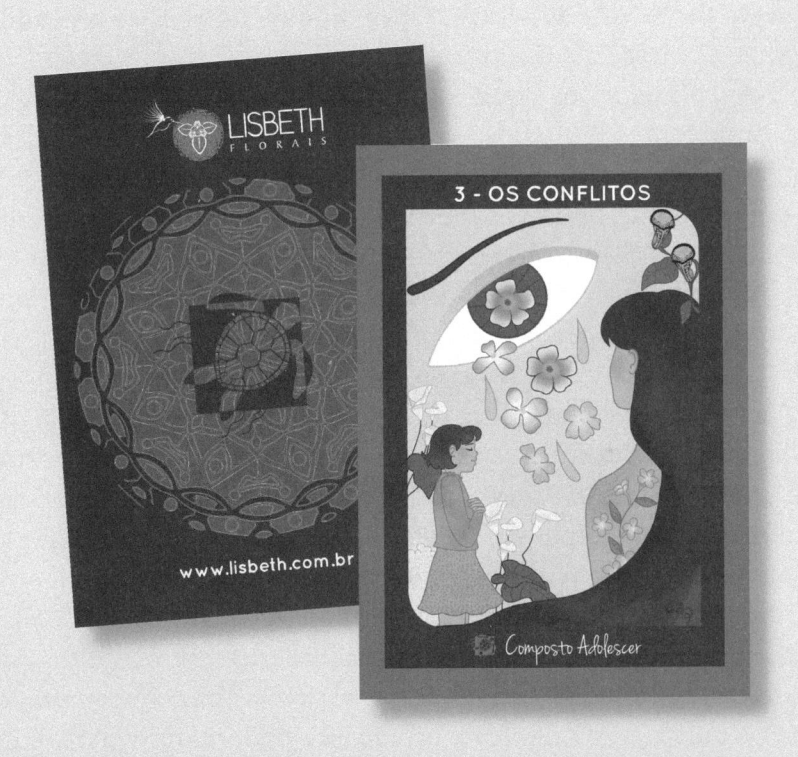

Se esta lâmina saiu para você hoje, está sendo convidado a observar se existe algum conflito interno em relação à sua vida. O conflito aqui nesta carta, nesta imagem, é crescer. É deixar a criança para trás e assumir a sua vida, sua responsabilidade. Portanto, observe quais os conflitos que ainda possam habitar o seu ser.

A carta dos Conflitos mostra uma criança e uma jovem olhando para um olho que chora entre flores e beleza. Esta carta fala do adolescente. Quando saímos da criança, da nossa zona de conforto, do acolhimento, do estar sempre amparado, da parte onde começamos a nos tornar adultos e termos as escolhas a serem feitas, que normalmente são conflitos em nossa vida. Se a energia não estiver equilibrada, poderemos, por vezes, carregar uma criança sofrida ou um adolescente perdido. Observe como foi esta parte de sua vida. Observe como você se sente criança ou quando você se sente adulto e toma as rédeas da sua vida.

Normalmente, os conflitos estão intrínsecos onde fomos podados, onde fomos limitados, onde perdemos a capacidade de decidir, seja por um receio ou medo de errar. Os conflitos trazem a lembrança de um momento onde nos sentimos adultos e queríamos nos impor, porém éramos vistos como crianças porque ainda não tínhamos como nos manter com as próprias pernas e nas decisões, tendo sempre alguém responsável por nós. Qual foi o conflito que, perdurou na sua vida, no seu adolescer, nas suas mudanças físicas ou emocionais e que não ficou bem resolvido. Esta carta mostra que, mesmo com lágrimas podemos ter beleza, e que por meio das flores ancoramos a luz; faz com que você faça as pazes com a sua criança, com o seu adolescente, com o seu físico, com o seu emocional. Que você possa aceitar plenamente esta fase que tenha passado em sua vida e dar o salto.

Na fase adulta, esta transição do adolescer pode ter ficado marcada de alguma forma. Se você já é adulto e não tem nenhuma prisão neste sentido, observe como você se dá com os adolescentes, como trata os outros nesta idade, como vê este período da vida. De qualquer forma, abra bem os seus olhos e deixe que as lágrimas sequem, olhe a beleza da vida, porque o mundo é seu. Basta que você escolha para qual lado você quer ir.

Composto Adolescer
(Trabalhando as mudanças físicas e emocionais na adolescência)

Esta essência auxilia nas mudanças desta fase tão significativa da vida. Adolescer é sair da infância para o adulto. Essa transição pode ser muito penosa para alguns, quando não há identificação ou os conflitos podem ter tomado proporções muito grandes com que não conseguimos lidar.

O composto adolescer ancora a aceitação deste momento de mudança, aceitação das transformações físicas e emocionais pertinentes ao nosso ser. Atuam nos campos de consciência da aceitação das mudanças físicas e emocionais, crescer.

MEDITAÇÃO SOBRE OS CONFLITOS

Escolha um lugar onde você não será incomodado. Respire bem fundo. Acomode o seu corpo de forma que você possa se sentir relaxado. Inspire pelo nariz, soltando pela boca. Faça três vezes, relaxando. Procure agora esvaziar complemente a sua mente. Imagine uma luz bem amarela, como a luz do sol, chegando até você, entrando no seu chakra coronário e iluminando todo o seu ser. Concentre-se no seu coração. Imagine agora que você está num lindo campo, uma brisa suave do vento balançando as árvores; você caminha entre essa natureza divina até que você vai encontrar uma ponte e embaixo dessa ponte um riacho de águas bem turvas. Concentre-se no barulho agradável dessas águas e observe essa ponte. Observe a você mesmo nesse momento. Imagine que do outro lado da ponte estão as suas escolhas, aquilo que você deseja realizar, mas seu coração está em conflito. Deixe que essa luz amarela, que preencheu o seu corpo, ilumine agora toda essa água nesse riacho, fazendo com que ela se torne transparente e clara. Aí você atravessa a ponte; ao chegar do outro lado, observe como se sente. Observe que sua mente vai se tornando clara e límpida e você tem todo campo a sua frente, e que nesse lugar sagrado não existe dificuldade. Caminhe por esse lugar até encontrar uma árvore, e embaixo dela você vai sentar-se. Novamente, concentrando no seu coração, peça, agora, que sua mente seja liberada de toda dualidade, de todo conflito.

Sinta no seu coração a sua criança e diga para ela que está segura, que está bem e amparada. Prossiga observando, lembrando algum fato na sua adolescência que a possa estar aprisionando, que possa ser um ponto de conflito para você no momento presente. Olhe para essa situação, para esse sentimento com bondade e amor. Imagine agora que esse sentimento, essa situação a sua parte adulta vai soprar para que ela ganhe a liberdade no ar da mente, e que você possa estar sendo libertado de todos os conflitos que a aprisionavam. Perceba, então, que toda a natureza se transforma em pura luz. A sua mente vai se tornando mais e mais serena e seu coração começa a ser acalmado. Ouça os pássaros, ouça a natureza, ouça a vida a seu redor; quando estamos dentro de um conflito não conseguimos ter clareza e apenas reagimos.

Nesse momento você começa a ter clareza e liberta todo conflito, toda situação, toda dificuldade. Agradeça à natureza, agradeça a essa árvore. Você vai levantar novamente; agora está pronto para atravessar a ponte e voltar para o seu lugar. Observe como essa travessia é mais fácil, que você já descarregou todas as bagagens que atrapalhavam. Assim, você retorna firme e forte, respirando fundo, e estando no aqui agora, ancorado nesse momento presente com toda a certeza do seu ser.

4

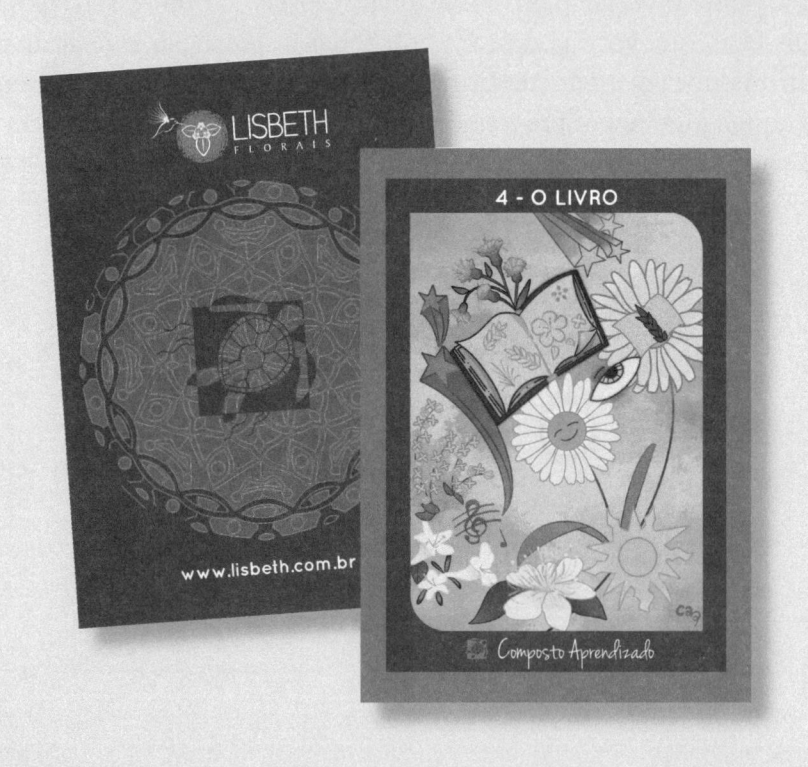

O Livro

Esta carta fala de aprendizado, que só pode existir quando nos determinamos a experienciar as coisas que aprendemos e com elas mudar a nossa maneira de ver as outras.

A imagem desta lâmina com um livro aberto, com olho, flores, sol e estrelas, traz uma mensagem de que você pode estar necessitando prestar atenção na sua mente. Talvez esteja precisando de foco, de calma.

A carta O Livro fala de um momento de voltar aos estudos ou que você possa estar tendo dificuldades para com eles, ou ainda, que você possa precisar de um reforço para que sua mente assimile tudo o que é novo. Aprender, reter, ter conhecimento, aprendizado não precisa ser enfadonho ou difícil. Quando você se dispõe a permitir que sua mente se abra para os novos conhecimentos, pode tornar-se até bem agradável.

Talvez o tempo esteja passando, e retornar aos estudos ou fazer um curso faça parte de alguma coisa dentro de você.

A carta do Livro convida a perceber como se sente a respeito do conhecimento. Se estiver tendo dificuldades com relação a seus estudos, pode ser o momento de buscar ajuda, mas sempre é bom lembrar que temos que fazer a nossa parte e que a disciplina faz parte do aprendizado. Por isso, olhe para esta lâmina, deixe que O Livro a leve junto com as flores a retornar a sua natureza divina e completa de uma mente saudável, linda e feliz.

Composto Aprendizado
(Trabalha o foco e a concentração/ estudos e provas)

A essência deste composto é útil em todo tipo de aprendizado onde haja necessidade de concentração, memorização, foco e síntese. Traz a oportunidade de ancorar firmeza e objetivos, e mostra também o caminho a seguir. Ajuda no foco, no direcionamento e na capacidade de reação e organização mental. Ajusta o foco para a organização interna, auxiliando nos processos de provas e exames.

É útil ainda para provas, vestibulares, concursos, entrevistas de emprego, assim como em etapas da vida onde necessitam de maior compreensão nos processos com a clareza necessária para nossa consciência. Atua nos campos de consciência do foco e da concentração.

MEDITAÇÃO PARA O APRENDIZADO

Escolha um lugar calmo e tranquilo onde você não vai ser incomodado. Você pode acender um incenso, colocar uma música suave. Sente-se e relaxe bem. Olhe a sua postura, que a coluna fique reta, mas de forma tranquila, não artificial. Respire profundamente, puxando o ar pelo nariz e soltando pela boca. Vá deixando que os sons que vêm até seus ouvidos tornem-se cada vez mais abafados, e que a música vá preenchendo o seu coração e sua mente, trazendo tranquilidade e calma.

A cada respiração você vai mais e mais para dentro, sentindo-se mais na profundidade do seu ser, e então imagine que se abre um caminho à sua frente, um lindo caminho, um campo bem verdinho. Você vai caminhando, subindo e descendo pequenas colinas, até que você se sente com muita vontade de deitar, abrindo os braços no gramado verde sob o sol.

Nessa postura, pedindo licença ao seu Eu Superior, peça que o conhecimento daquilo que necessita chegue até você neste momento. Respire fundo e relaxe. Se você observar, a posição em que está é de um livro aberto. Conecte-se com a mente Superior, permita que seu Eu Superior possa estar acessando a mente sublime do conhecimento divino, trazendo força e luz. E que no tempo em que se sentir confortável (se adormecer não se preocupe), vá retornando, trazendo toda essa luz do sol, trilhando o caminho novamente, para que você chegue no aqui e agora com sua mente clara e em perfeita harmonia.

5

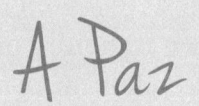

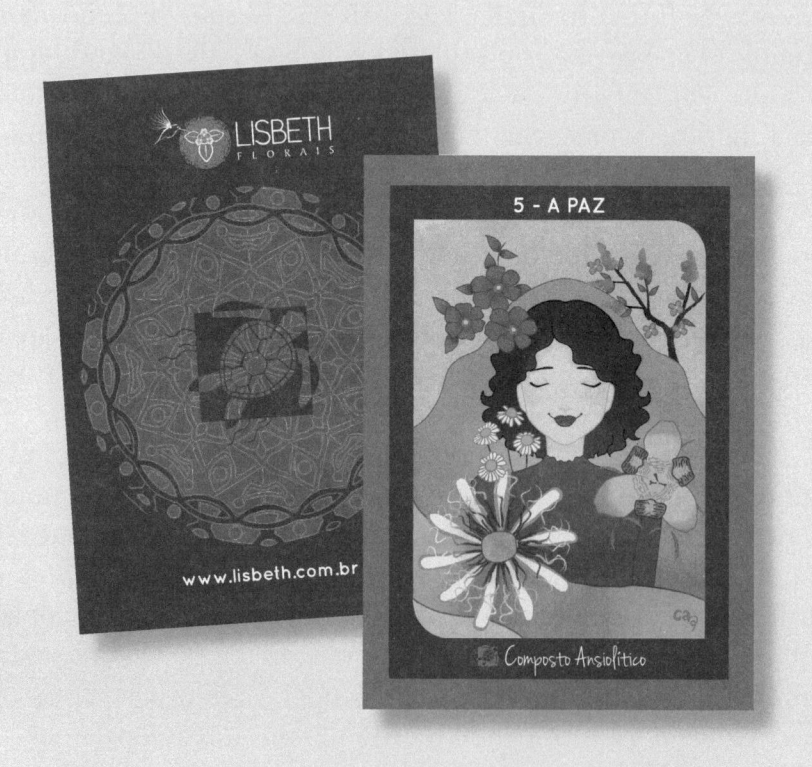

A Paz

Pare! Reflita e priorize tarefas e afazeres para que sobre tempo de cuidar de você mesmo. A carta da Paz indica que você está necessitando de momentos de pausa, de desacelerar e de encontrar um caminho para a sua paz.

Se esta imagem saiu para você hoje, você está sendo convidado a prestar atenção em si mesmo. Como está seu nível de ansiedade, de agitação? Quando consegue sentir paz em seu coração? A imagem da carta mostra uma mulher de olhos fechados e o rosto sereno, como se estivesse entre véus.

A mensagem desta carta é que você precisa prestar atenção ao seu ritmo interno. Como tem conduzido o seu tempo? Você faz tudo muito rápido? Come rápido e está sempre acelerado e correndo? *Stop*! Este é o momento de parar e escutar sua voz interna antes que seu corpo adoeça. Antes que a ansiedade e o estresse não cuidados deixem você numa situação que pode levar a um processo mais profundo, como a depressão.

Avalie como tem se sentido. Você dorme bem? Com que frequência sente que o mundo está sufocando você? Pare! Reflita e priorize tarefas e afazeres para que sobre tempo de cuidar de você mesmo. A carta da Paz indica que você está necessitando de momentos de pausa, de desacelerar e de encontrar um caminho para a sua paz.

Pode também falar de você ser uma pessoa pacificadora e conciliadora; em todos os casos, esta carta lhe indica que serene sua mente, que se acolha dentro de si mesmo com paz e serenidade, obedecendo ao seu ritmo.

Composto Ansiolítico
(Equilibra o sistema nervoso, calma e tranquilidade)

> Composto que trabalha a ansiedade e acalma em todos os níveis, para aquelas pessoas muito agitadas, impacientes. Auxilia na síndrome do pânico e da agorafobia.
>
> Essência que ancora a capacidade de manter o equilíbrio. Traz clareza mental e aceitação. Atua nos campos de consciência da calma.

MEDITAÇÃO DA PAZ

Respire fundo. Escolha um lugar onde você não possa ser atrapalhado, onde não haja interferência. Escolha um lugar adequado. Sente-se ou deite-se, sentindo-se confortável. Perceba todo o seu corpo e os pontos de tensão. Vá soltando os pés, as pernas, soltando bem o ventre, o abdômen, as costas, os braços. Relaxando o pescoço o couro cabeludo e os músculos da face. Inspire pelo nariz, soltando o ar pela boca, três vezes. Imagine agora uma luz violeta clarinha envolvendo todo o seu ser. Inspire essa luz levando para dentro do seu coração. Imagine agora que essa mesma luz violeta clarinha o levará para passear e você vai chegar numa areia bem branquinha, num mar bem azul. A praia está deserta e você vai caminhando deixando os seus passos na praia, sentindo a areia fofa sob seus pés, e o som das águas das ondas acalmando o seu ser. Quanto mais você caminha nessa praia deserta, mais você vai se sentindo bem. Relaxando. Até que você chegará a uma pedra na beira dessa praia, onde você vai se sentar e olhar o horizonte do mar bem azul. Observe as águas do mar, observe o céu azul e o silêncio à sua volta. Permita-se nesse momento estar atento a todo o silêncio dentro de você. A cada respiração, essa luz violeta clara vai acalmando você. As ondas do mar o reportam para um momento bom, de bem-aventurança, de leveza; na suavidade das suas espumas, o azul desse mar acalma a sua mente.

E nesse momento você apenas se permite relaxar – inspirando e soltando. Mais e mais, vá soltando o nervosismo do dia a dia, as preocupações, a agitação mental, permitindo-se, nesse lugar sagrado e nessa praia linda, estar em contato com a natureza, permitindo que as ondas do mar levem embora toda a preocupação, toda a agitação, todo o mal-estar. Agora, você desce dessa pedra e entra nesse mar azul, sentindo a suavidade das ondas em seus pés; você vai sentar-se na areia na beira dessa praia, permitindo que as ondas cheguem até você, nas suas pernas, até a sua cintura, e a cada vinda dessas águas frias elas levam toda a agitação e você vai relaxando mais e mais.

    Permita-se, nesse momento, ser auxiliado por esse mar, por essa luz, por essa natureza. Fique o tempo que você achar necessário. Respire e conecte-se com o seu silêncio interno. E assim, quando estiver pronto, comece a retornar, sentindo os seus pés, as pernas. Agradeça à natureza. E começando no caminho de volta, você vai olhando as suas pegadas e percebendo que você pode caminhar firme com paz na Terra. Que a luz, a paz, as bênçãos estejam sobre você agora.

6

A Chama Trina

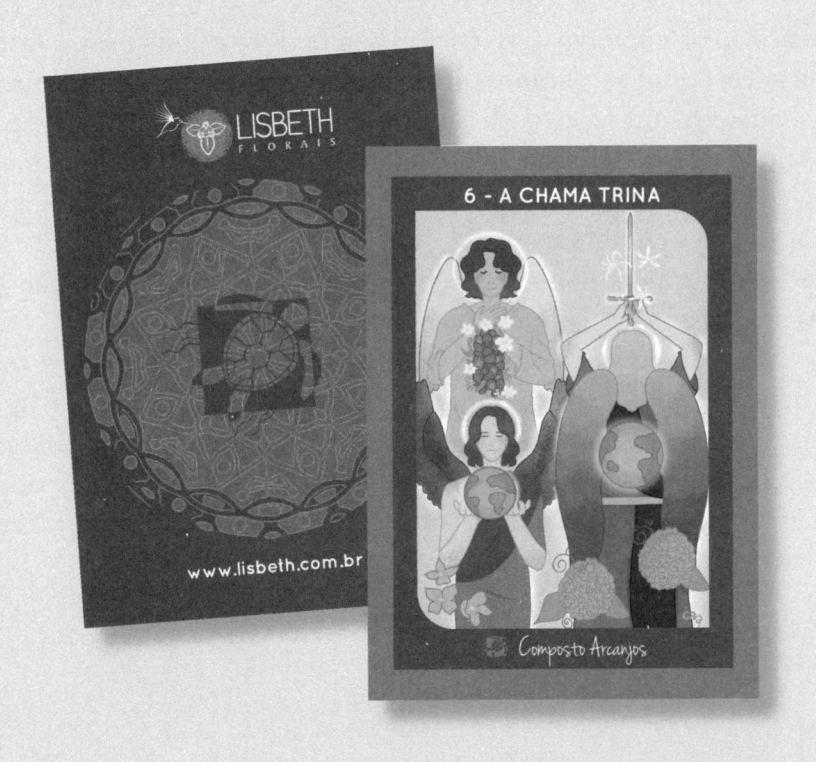

Se esta carta hoje saltou para você no seu caminho, pede para que preste atenção nesta trindade no seu coração. A Chama Trina ou os três arcanjos vêm trazer para nós a cura de vários aspectos, assim como a proteção dos anjos. Esta carta traz uma mensagem de esperança, confiança, fé e proteção.

Esta lâmina traz três arcanjos nas três cores. O azul representa o Pai, o poder, a força, a fé e a espada. O rosa representa a Mãe, o amor, o sentimento, o acolhimento, a Terra. E o amarelo representa o Filho, a sabedoria, a divindade, o Eu Sou, a nossa luz, o nosso sol.

Observe como você está lidando com a aceitação do novo em sua vida, com a confiança, com a esperança. Você é um ser que confia? Que sabe que vai chegar aos seus objetivos e é protegido? Você tem fé? Esta carta fala exatamente disto: fé, confiança, espiritualidade.

A espiritualidade não é religião. Religião vem de *religare*. Espiritualidade é como você vivência a sua fé. E fé é confiança. Observe como você tem se sentido em relação a sua espiritualidade, a fé na sua vida. Quanto você pode amar a si mesmo e perceber que é parte crística. A carta da Chama Trina pede para que você perceba mais o seu coração e se alinhe com essa energia. A energia dos arcanjos traz a esperança e equilibra a sua fé e a confiança. Pode ser que você esteja precisando muito ou que você já encontrou esse caminho e que apenas precisa ancorar bem o seu coração.

De qualquer maneira, a Chama Trina permite que você tenha os três arcanjos representando esta Chama Trina: Arcanjo Miguel, Arcanjo Chamuel ou Samuel e Arcanjo Jofiel. Representando a trindade de Pai, Filho e Espírito Santo. O Pai na cor azul e na espada. A Mãe no rosa, na cor da Terra. E o amarelo, no Filho, na divindade. A divina idade, onde a sabedoria guia os nossos passos.

Composto Arcanjos
(Esperança, confiança e aceitação do novo)

Este composto é útil porque faz uma limpeza profunda na aura, ancora confiança, esperança e aceitação de situações novas, ancora a clareza mental, doçura e uma profunda união, com amor Crístico.

Esta essência cria um vórtice de energia de força e auxílio dos raios azul, rosa, violeta e branco. Limpa e equilibra ancorando confiança e fé, esperança e amor, para situações onde a dor perdurou por muito tempo ou onde o indivíduo não consegue e não acredita mais na capacidade de mudanças.

Este composto limpa os conceitos inadequados, ancorando uma profunda sensação de estar sendo protegido, de ter fé, de não desistir. Atua nos campos de consciência das frequências de luz.

MEDITAÇÃO CHAMA TRINA

Escolha um local tranquilo em que você não será interrompido. Acomode-se, escolha uma posição confortável. Respire bem fundo, inspirando o ar pelo nariz e soltando pela boca, três vezes. Após, inspire e solte pelo nariz mais três vezes. Concentre-se no seu coração. Imagine um ponto de luz dourada no centro do seu peito, imagine que esse ponto se desdobra em mais dois pontos, formando três pontos de luz no centro do seu coração. Inspirando profundamente, você vai levar um ponto descendo pela sua coluna vertebral, passando pelos seus chakras inferiores, saindo no cóccix no final da sua coluna e entrando na terra como se fosse uma raiz. Esse ponto desce, desce, desce até chegar a um grande cristal rosa no centro da terra. Esse ponto torna-se pura luz rosa e amorosa da Mãe Terra. Inspirando, você começa a trazer de volta esse ponto cor-de-rosa, passando pelos chakras inferiores, chegando novamente até o seu coração, onde ele vai se instalar numa linda chama rosa de puro amor incondicional, o amor da Mãe. Você saúda essa chama. Permita que ela tremule, trazendo amor ao seu coração. Agora, respirando bem fundo, você vai levar outro ponto, subindo pela sua garganta, passando pelo frontal; você vai sentir uma leve pressão no seu coronário, e esse ponto vai subir num fio de luz, chegando até o céu no seu Pai Criador. Você tem uma sensação de proteção, e o azul do céu empresta a esse ponto sua cor. Começa a descer nesse mesmo fio, e chegando ao seu coração na luz azul, formando uma linda e brilhante chama azul no seu coração.

Honre e agradeça essa chama azul. E aí você abre espaço para o seu coração e conectado ao seu Pai Criador, ao Arcanjo da Luz Azul, a sua Mãe Espírito Planetário da Terra, ao Arcanjo da Luz Rosa. Agora você percebe que o terceiro ponto começa a se expandir, formando uma chama amarela dourada, e você se liga ao seu Eu Superior, ao seu Eu Crístico, formando, assim, uma Chama Trina. As três chamas: a chama rosa do amor da Mãe, a chama azul da proteção, da fé, do amor do Pai e a chama dourada do seu Ser se estabelecem, perpassando todo o seu coração, todo o seu corpo. Você vai se imaginar no centro dessa chama absorvendo essas qualidades, equilibrando todo o seu ser.

Fique o tempo que for necessário, sentindo o amor, a proteção, a fé e a confiança do seu Ser Crístico tremulando no seu peito. E você vai abrindo espaço para a gratidão e o amor que vai iluminando todo o seu ser. Respire profundamente, sinta essa chama em seu coração. E quando sentir que está suficientemente nutrido pela Mãe, o Pai e o seu Ser Crístico, você vai retornando devagar, voltando ao normal, sentindo esse profundo amor e gratidão por si mesmo.

7

A Transformação

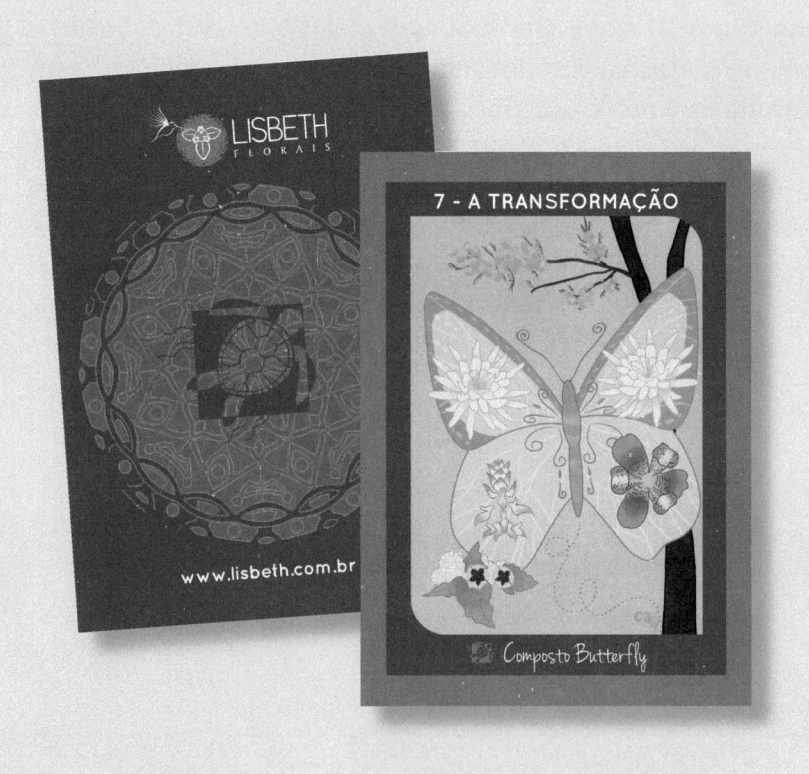

Se esta carta chegou até suas mãos no dia de hoje, observe que aspectos de seu ser precisam ser mudados ou que momento você pode estar passando. A borboleta vem nos lembrar, que, se tivermos medo de voar, vamos ficar sempre como lagartas, não vamos conhecer o perfume das flores nem suas lindas cores.

A imagem desta carta nos fala da natureza, da primavera, das borboletas, do momento de transformar.

A carta da Transformação vem nos pedir que retiremos as roupas velhas que não servem mais, que possamos retirar tudo que não acrescenta nenhum valor a nossa vida. Permita-se transformar, deixar a casca, o casulo, os hábitos velhos, os ranços antigos, as mágoas, as raivas passadas. Permita que a borboleta o leve para passear.

Todo processo de transformação pode ser muito exaustivo, mas se você trancar, o que é difícil, ficará muito pior. Permita, então, que a borboleta guie você neste momento para que possa se abrir para coisas novas e voar com ela. Permita-se a verdadeira transformação na sua vida. Você está sendo convidado a ver como lida com as partes que não são mais necessárias. Como sai da zona de conforto? Você aceita bem as mudanças na sua vida? Ou às vezes, mesmo achando que está ruim, fica parado no mesmo lugar?

As borboletas são grandes professoras que podem nos indicar o caminho e a leveza da vida, que podem nos levar a ver o colorido. Permita-se fluir com a vida, sem censura; apenas deixe-se levar.

Composto Butterfly
(Medos – equilibrando o interno com o externo)

> Este composto traz a capacidade de transformação, de sair de situações claustrofóbicas, que causam muito medo.
>
> Ancora a capacidade e a força de superação de qualquer limitação imposta pelo ego inferior. Este composto traz a coragem para enfrentar, lidando com os nossos medos. Equilibra ofertando capacidade de superação de prisões internas, permitindo novas posturas de vida. Atuam nos campos de consciência da transmutação.

MEDITAÇÃO A TRANSFORMAÇÃO

Procure um lugar onde você se sinta confortável, no qual não vá ser interrompido. Procure sentar-se com a coluna bem ereta. Respire profundamente. Três vezes fazendo essa respiração e aquietando a mente e o coração. Nessa medição, você irá buscar o seu ponto de transformação através de um dos animais que o orienta, a borboleta. Nesse momento, abre-se na sua tela mental um caminho junto à natureza, um bosque com muitas flores. Você caminha suavemente, sentindo o perfume das flores, a brisa suave do vento. No meio desse bosque você vai escolher um lugar para se sentar, próximo de você há um arbusto de flores cor de rosa e belas, e você vê um casulo se abrindo. E você observa, observa o esforço desse pequeno inseto, desse pequeno ser, para deixar o casulo. Observe que com tenacidade, a borboleta vai saindo do casulo, e quando ela sai, ela ainda se encontra num aspecto diferente, como se fosse uma grande mosca, com as asas amassadas, que agora ela começa a esticar para o sol. E ela vai se movimentando enquanto as suas asas se esticam, enquanto a luz do sol incide sobre essas asas, trazendo o colorido, até que ela esteja pronta para voar. A borboleta passa por fases. Enquanto lagarta, caminha pelo solo se alimentando das plantas. Enquanto crisálida, se recolhe para a transformação e assim se tornar uma linda borboleta, podendo voar de flor em flor, colhendo o seu néctar. Com leveza, observe a sua vida e se permita agora voltar para dentro de si. Observe quais os aspectos que você acha que precisam ser mudados no seu ser. Quais os aspectos que você gostaria de transformar. E imagine-se numa luz bem dourada do sol trabalhando esses aspectos. Imagine agora que você tem asas nas costas, vá soltando.

Observe que você pode esticar e soltar, sempre em conexão com o aspecto que deseja transformar. O sol vai incidindo dando-lhe força e luz, até que você consiga se visualizar como uma linda borboleta. Você vai então voar e pousar docemente num lindo girassol. Você pode e é capaz de transformar qualquer coisa. Nesse instante, perceba a conexão dessa borboleta com esse girassol que nesse momento está inteira e plena de vida e luz; assim está você agora. Permita que essa luz mostre todos os aspectos e voe para a transformação do seu ser. Voe de flor em flor, permita-se sentir essa liberdade com clareza e com amor. E, lentamente, você vai retornando. Respirando fundo. Voltando a perceber-se um ser humano sentado embaixo dessa árvore. E sentindo o seu corpo retornando para o aqui e agora, trazendo o poder de transformação.

8

Os Caminhos e as Escolhas

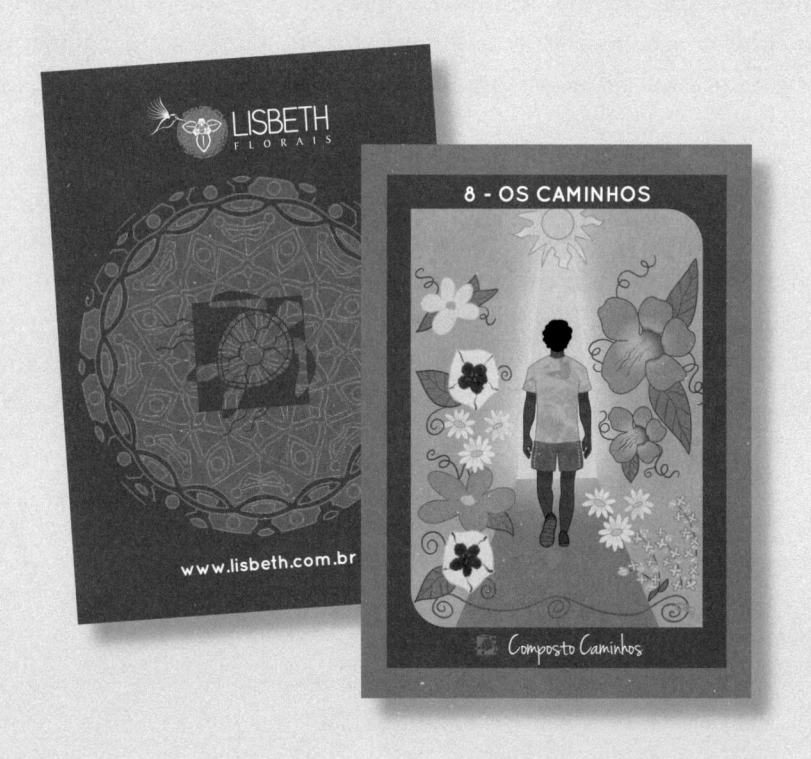

A carta Os Caminhos e as Escolhas aponta com a luz para que você siga em frente, no caminho que seu coração escolheu. Abra-se para o sol, para que ele possa gentilmente acariciar a sua face, indicando junto ao seu coração qual é o próximo passo dentro das suas escolhas.

Esta imagem mostra um jovem seguindo um caminho que aponta para o sol, protegido e amparado por enormes flores.

Se esta carta hoje apareceu na sua frente, está sendo convidado a reavaliar os seus caminhos e escolhas. Você está seguindo o sol e o seu caminho dourado, o caminho do seu coração, ou ainda teme sair da sua zona de conforto? Você tem possibilidade de novos caminhos ou tem medo?

Não importa o quanto ele passe, você não está só. Seguir o seu caminho e sua escolha de alma e coração indica que encontrará neste caminho o seu professor, o seu mestre, o seu guia ou apenas uma estrada brilhante que se abre, repleta de novos aprendizados e experiências.

A carta dos Caminho e Escolhas o convida a observar o que você almeja conquistar, quais as realizações e aspirações que deseja.

Então, siga em frente, mesmo que essa estrada pareça longa e solitária; você terá todo o apoio do cosmos. Para seguir o seu caminho e a sua escolha, você tem que decidir antes por isso. Ficar em cima do muro não leva para lugar algum, nem faz avançar na evolução. Escolha um novo caminho; não permita que o medo, a insegurança e a culpa o afastem.

Composto Caminhos
(Foco e direcionamento)

Essência útil para quando precisamos nos centrar, ter foco interno. Eleva a condição de discernimento e clareza do caminho a seguir, harmoniza o corpo mental e emocional, direcionando e alinhando os ditames com o Eu Superior. É para aqueles que querem e necessitam de uma direção mais assertiva, que passam por um momento de dúvidas em suas escolhas.

O Composto Caminhos ajuda a consciência a encontrar dentro da sua identidade, da sua individualidade, qual o melhor caminho que a sua alma escolheu. Atua nos campos de consciência do foco e das escolhas.

MEDITAÇÃO CAMINHOS E ESCOLHAS

Escolha um lugar adequado onde não vá ser interrompido. Procure sentar-se de forma bem relaxada e respire bem fundo, inspirando, soltando. Vá permitindo que o ar entre, relaxando as tensões. Respire profundamente mais uma vez. E agora permita que uma luz suave verde vá envolvendo você. Essa luz verde suave vai tomando o tom azul, passando pelo amarelo, voltando para o verde e novamente para o azul. E você vai imaginar agora se abrindo um caminho na sua frente, você vai indo por esse caminho, observando os campos. Ao lado desse caminho, os vales, até que você começa a subir uma pequena colina. Ao chegar no topo dessa colina, de um lado você verá uma plantação de girassol e no outro lado uma plantação de trigo. Observe em qual delas você quer entrar. Em qual dos dois lados, o da direita – com o amarelo do girassol, ou da esquerda – com o dourado do trigo. Você entra nessa plantação e por alguns momentos, observando profundamente a planta que você escolheu, permita-se tornar-se uma delas, permita-se sentir as raízes, a terra lá na profundidade e permita que toda a natureza vá trazendo tudo aquilo que você precisa, nutrindo, dando força para seu caminho, dando uma boa raiz para a sua caminhada.

O sol brilha intensamente, iluminando a sua mente, a sua consciência, a sua vida. Nesse momento, você escolheu estar aí, você escolheu ser um girassol ou um trigo. Você escolheu estar aí. Observe a sua escolha. Agradeça. Honre e acolha essa escolha. E assim você volta para a estradinha; olhe para o outro lado, a outra plantação, e, colocado ao meio, entre as duas plantações, você vai observar o porquê de ter escolhido esta que você foi, o que lhe chamou mais atenção. Foi a sua intuição e sua vontade de ir? Ela estava mais bela? Mais iluminada? Peça aí, nesse instante, no meio do seu caminho, para o seu EU Superior mostrar qual o caminho a seguir. E deixe que o sol venha maturar toda a sua força e que nessa escolha você possa pisar firme e forte para florescer. Observe o quanto você já pode honrar o seu caminho, a tudo que levou até onde já chegou. E, a partir de agora, você tem a escolha para onde você quer ir.

O sol ilumina esse caminho e dá a oportunidade de ir mais e mais e se abrir para tudo aquilo que é bom e saudável. E assim, respirando bem fundo, você vai retornando para o aqui e agora, trazendo toda essa impressão saudável de escolha, de ser capaz de escolher aquilo que é melhor para você.

9

A Confiança

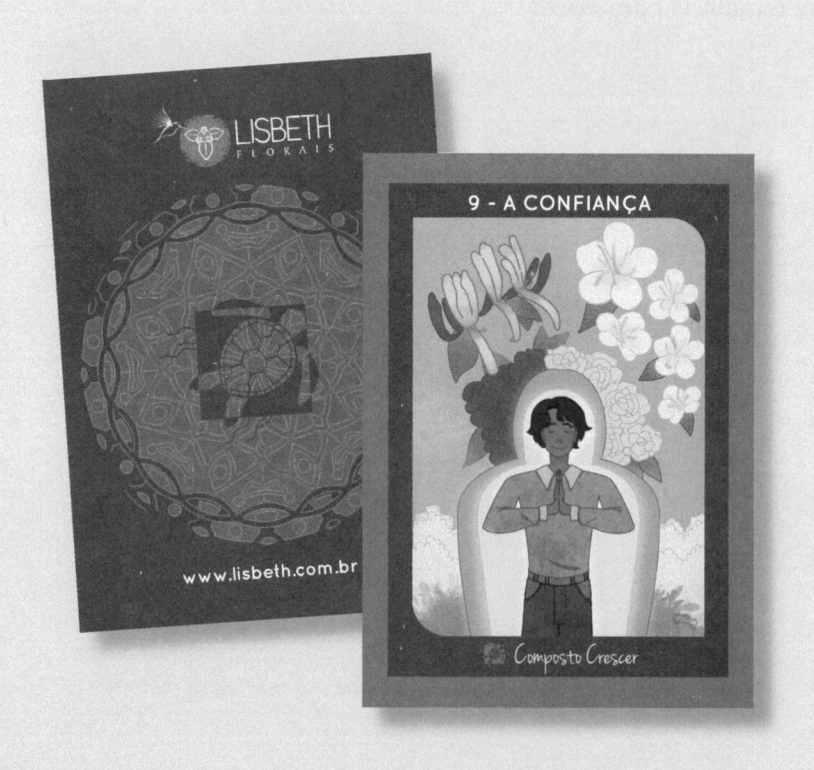

Esta carta vem mostrar a capacidade de centramento, confiança e entrega. A carta da Confiança aponta para a possibilidade de você se entregar a seu movimento de confiança e fé, oportunidade de observar e acreditar na sua criança interna.

A carta da Confiança convida você a deixar o passado, as dores, as mazelas e os traumas para trás, e olhar com confiança e compaixão para o futuro, assumindo sua força de crescimento, e acreditar na sua essência, abrindo espaço no seu centro, para alinhar o corpo da vontade junto com o corpo da consciência.

A Confiança surge para que você perceba que pode enfrentar, arregaçar as mangas, acreditar na sua capacidade de reagir.

A capacidade de reação é a evolução, e é inerente ao ser humano. Nós é que carregamos crenças limitadoras e valores desnecessários. Não importa quantas vezes possamos cair; a capacidade de levantar faz a nossa caminhada ser mais assertiva.

Um ditado de que gosto muito diz: "As cicatrizes me trouxeram até aqui, mas não definem para onde eu vou" (autor desconhecido).

A carta da Confiança vem exatamente para lhe trazer isto: fé é confiança. Ore, faça seu centro, tire o seu momento de confiança e se abasteça de toda a energia do cosmos e permita que você possa estar crescendo. Crescer enquanto ser.

Composto Crescer
(Crer no SER – prisões infantis, deixar o passado, tornar-se adulto)

Esta essência, este buquê favorece uma limpeza no campo mental, libertando as prisões infantis. Trabalha o crescimento e a elevação dos corpos. Deixando o passado para trás, limpa conceitos inadequados ao próprio respeito, possibilitando tornar-se um adulto saudável.

Traz confiança e força na própria autenticidade. Traz a identidade, favorece um crescimento interno com fé, confiança e coragem. Atua nos campos de consciência da confiança.

MEDITAÇÃO DA CONFIANÇA

Escolha um local tranquilo em que você não seja interrompido. Pode ficar sentado ou deitado; escolha uma posição confortável. Procure sentir o seu corpo todo relaxado. E comece por sua respiração. Inspirando profundamente o ar pelo nariz e soltando pela boca. Três respirações. Depois, você pode inspirar pelo nariz e soltar pelo nariz. Mais três respirações.

Então, vamos usar a imaginação criativa. Respirando: você vai imaginar, agora, que você chega num campo bem verdinho e vê um círculo de rosas amarelas. Você se dirige para esse círculo, e dentro dele uma enorme rosa vermelha com pétalas bem abertas e aveludadas aguarda você. Você sobe nessa rosa e senta-se bem no centro dela, e sente a força e a raiz na terra. As rosas amarelas vão se abrindo e você sente o perfume delas. E vai relaxando cada vez mais, tomando consciência do seu corpo, da sua força, da sua capacidade, deixando que a sabedoria da luz amarela das rosas seja absorvida pela sua mente. Sinta a força que você agora traz da rosa vermelha, puxe essa energia trazendo para seu plexo solar, na altura do seu estômago, iluminando numa luz bem amarela com tons laranja, vá energizando os seus projetos visualizando tudo aquilo que você quer a partir dessa cor.

Sua mente está conectada com o poder da rosa vermelha no seu chakra básico e a força da rosa amarela no seu plexo solar. Fique o tempo que sentir necessário. Sinta toda a força desse círculo, a confiança e o amparo da natureza, a força do vermelho, a sabedoria do amarelo, a fertilidade do laranja. Você vai se sentindo confiante, acreditando plenamente no seu potencial de luz. Respire suavemente e fique o tempo que sentir necessário. Quando terminar, agradeça à rosa vermelha, às rosas amarelas, agradeça ao círculo e vá voltando ao seu estado normal.

10

A Palavra

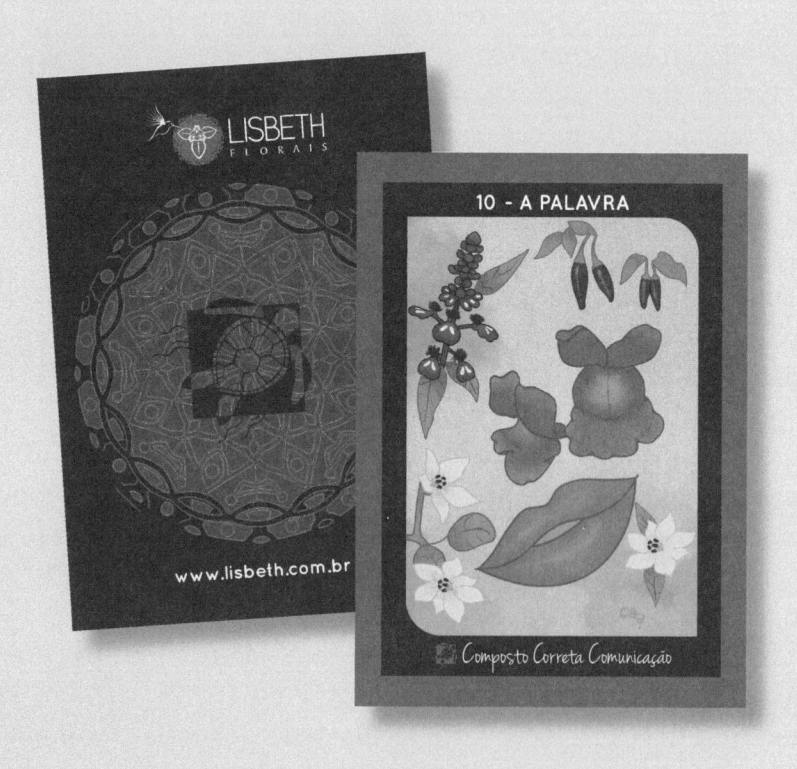

Se hoje, na sequência, você tirou esta imagem, está sendo convidado a perceber como lida com a sua comunicação. Você ouve e é ouvido? Como você lida com a palavra? O verbo é importante e quase nunca não nos damos conta disso. Na maioria das vezes, dizemos o que não queremos dizer, ou seja, coisas que não podemos recolher.

A palavra é sagrada e deve ser cuidada. A palavra também pode nos derrubar. Como está a sua comunicação hoje? Você consegue se fazer entender? Você consegue ser amoroso, gentil, compassivo? Observe suas palavras. Deixe que o seu verbo expresse seu coração. O quinto chakra, o da garganta, é o reino arquiangélico, então devemos ter o maior cuidado com tudo aquilo que proferimos. Observe atentamente os seus hábitos, as suas palavras. E comece a ter respeito por você mesmo, permitindo que as suas verdades sejam ditas com a força do coração, que tenha certeza do melhor para não proferir coisas tristes ou desagradáveis. Se for para ofender, melhor acalmar.

Tudo aquilo que desejamos nos outros e na natureza, na palavra transforma-se em energia. Quais são os sons que você emite para consigo mesmo, para o seu interior, para o universo? Quantas vezes você lembra de agradecer com o dom da palavra? Quantas vezes você blasfema consigo mesmo? Esta carta convida a perceber e se responsabilizar pelos seus sons, por suas palavras, por tudo aquilo que você diz.

A oração é a hora da ação. E aqui, na hora da ação o verbo se manifesta em perfeita ação. Observe bem o seu chakra laríngeo e permita que possa proferir aquilo que é melhor. Quando não tiver certeza, pode calar e escutar. Observe se você escuta mais ou fala mais. Observe como você se sente melhor, falando ou escutando. Escolha o seu caminho do centro e permita que as suas palavras se equilibrem através do som do seu coração. Perceba que, quando você se cala, escuta melhor. E quando você fala, pode se fazer entender melhor. Preste atenção e respeite o seu verbo. Respeite o dom da palavra e aqueles que a têm. O convite da carta A Palavra e do Verbo é para que você reavalie todas as suas posturas em relação a sua comunicação, para que ela seja límpida e clara, assim como suas intenções; só assim você estará criando através do poder da palavra um mundo melhor e fazendo o seu mundo ser melhor.

Composto Correta Comunicação
(Capacidade de expressão – limite saudável)

Este composto é útil para aquelas pessoas que têm dificuldades de expressão, onde esta expressão foi bloqueada ou distorcida. Pessoas que se comunicam com agressividade, ou, por excesso de timidez, não conseguem colocar suas opiniões, muitas vezes se tornando reféns de seus próprios medos.

É para aqueles que não têm firmeza e acabam tornando-se capachos por falta de comunicação, como os casos de gagueira. Todo tipo de distorção na palavra, no verbo. Este composto é útil também para crianças quando começam a falar, para adolescentes que precisam se expressar e para anciões que já têm muito a nos ofertar com a sua sabedoria.

O composto Correta Comunicação equilibra o centro do coração junto ao laríngeo. Nos campos de consciência, atua na capacidade de expressão.

MEDITAÇÃO DA PALAVRA

Escolha um local tranquilo em que você não vá ser interrompido. Pode ficar deitado ou sentado com a coluna bem ereta. Respire fundo três vezes, inalando o ar pelo nariz e soltando pela boca. Inspirando e soltando. Imagine agora que uma luz azul celeste entra no alto da sua cabeça, passando pelo chakra frontal, chegando até a sua garganta. Aqui, essa luz começa a fazer uma profunda limpeza nas suas cordas vocais, no seu chakra laríngeo.

Então, você vai inspirando profundamente, permitindo que essa luz se movimente na sua garganta. Você começa a emitir o mantra OM, o máximo de tempo que puder sustentar em sua voz. Vá observando como esse mantra reverbera nas suas cordas vocais, perceba a vibração em todo o seu corpo, e vá se alinhando com o som do universo. Você pode experimentar também o mantra AUM; vá percebendo novamente a vibração nas suas cordas vocais e no seu corpo.

Você pode ainda usar outros mantras, como o seu nome, EU SOU AMOR, EU SOU SABEDORIA, EU SOU LUZ. O importante é que você perceba a vibração nas suas cordas vocais enquanto medita. Permaneça o tempo que sentir necessário. A palavra tem poder, e tudo aquilo que você exerce no som afeta a sua existência e a sua vida. Meditar com a palavra e com o verbo é dar uma qualificação energética ao seu corpo. Continue por alguns momentos inspirando o ar pelo nariz e soltando pela boca, e no meio de cada respiração emita profundamente o OM.

Vá percebendo toda a calma, toda a paz que esse mantra produz. E assim, quando sentir que a palavra foi bem incorporada no seu verbo, na sua garganta, no seu laríngeo, vá retornando ao seu estado normal e agradeça a luz.

11

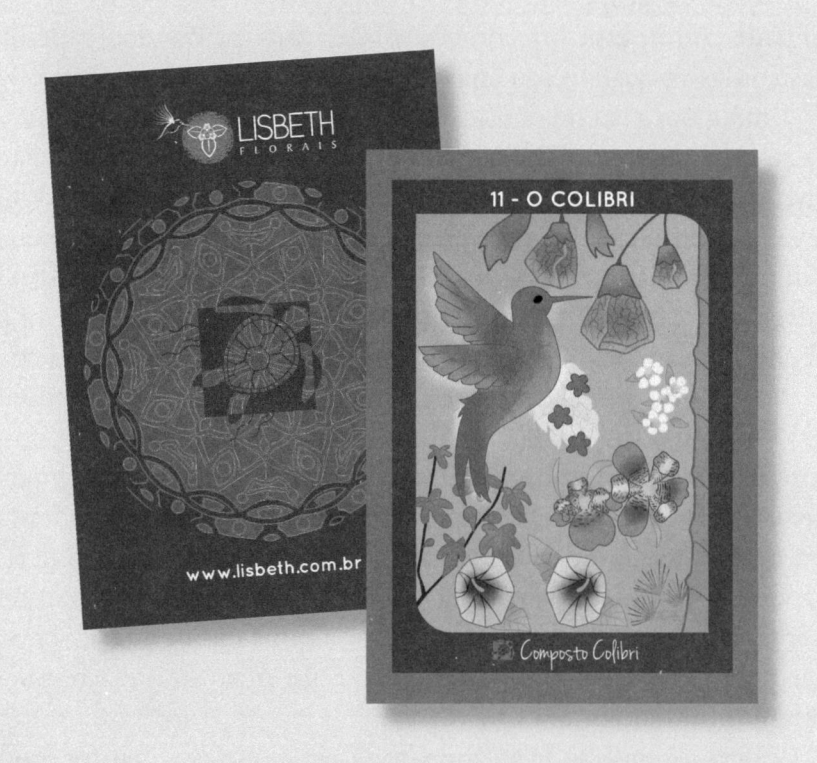

O Colibri

Se a carta O Colibri abriu para você hoje, é uma grande mensagem de cura. O colibri é o sagrado curador do coração. A fluidez e a leveza dos colibris vêm dizer para que você seja mais leve na vida, que não leve as coisas tão a sério, nem tanto para o lado pessoal.

São pássaros mágicos e os únicos pássaros que podem voar em todas as direções (à direita, à esquerda, à frente, para trás, para cima, para baixo e parar no centro). Suas asas fazem o movimento do símbolo do infinito, e a sua doçura nos encanta.

O Colibri vem mostrar que sempre é possível uma nova postura, uma nova flor, um novo aroma, um novo sabor. De flor em flor, o Colibri beija com carinho as flores, colhendo o seu néctar e fertilizando situações e outras tantas flores.

Observe como tem sido a sua vida, se você está conseguindo ter a leveza necessária e suavidade para fazer os seus projetos e sonhos. De qualquer forma, o convite é olhar para o seu coração e a observar que a leveza começa ali.

Deixe o Colibri entrar em sua vida e lhe ensinar sobre a doçura e a leveza. Mestre do amor, o Colibri é o mensageiro celestial. Acolha esse pássaro sagrado e passe a observar mais a leveza e a doçura em sua vida.

Abra-se para a cura do seu coração. O Colibri convida você a colorir o seu centro com doçura, paixão, amor e com gratidão.

Composto Colibri
(Soltando os controles, vivendo com leveza)

Este composto é útil para personalidades rígidas e metódicas, que têm dificuldade em romper estruturas pré-organizadas. Que possuem muito controle, e isso acarreta uma sobrecarga emocional e mental assim como energética.

Este composto dissolve prisões, tensões e nos traz a consciência de que basta querer para ter fluidez e leveza na vida. Este composto é útil para todas as pessoas que foram muito exigidas, por padrões educacionais, por momentos em sua vida. Enfim, o Colibri traz uma necessidade de observar e ser mais leve e solto na vida. Atua nos campos de consciência da alegria e da leveza.

MEDITAÇÃO O COLIBRI

Respirando bem fundo, escolhendo um lugar apropriado, vá relaxando o seu corpo, fazendo respirações bem profundas. Vá permitindo que uma luz branca o envolva agora no alto da sua cabeça. Inspirando e soltando. Relaxando mais e mais.

Você vai se ver, agora, subindo uma pequena montanha. A natureza a sua volta é extremamente divina e você chega na parte de cima dessa pequena montanha desse morro, onde uma linda árvore de pessegueiro toda em flor, majestosa, recebe inúmeros colibris de todas as cores.

Você observa. Observa esse pássaro que voa, que para, que vai para um lado para o outro, que dá ré em seu voo e para sustentando o mesmo local. As asas do Colibri formam, nas suas batidas, o símbolo do infinito. Ele é o único pássaro que pode voar para frente, para trás, para os lados ou parar no mesmo lugar. O Colibri é leve; deixe que ele agora presenteie você com a sua leveza, com a sua beleza. Observe os Colibris que voam nesse pessegueiro em flor. Olhe a leveza que ele tem e observe tudo que ele pode fazer. Nesse momento, solte os controles de sua vida. Peça para o Colibri lhe mostrar como ser suave, ser livre. O pássaro do amor é um grande professor. Deixe que o Colibri conduza você nesse voo de leveza.

Fique no tempo que for necessário nessa natureza abundante junto a esse pessegueiro e aos colibris. E quando estiver pronto para voltar, respire bem fundo e retorne devagar. Leve e suave você se sente agora, como um Colibri.

12

Feminino Sagrado

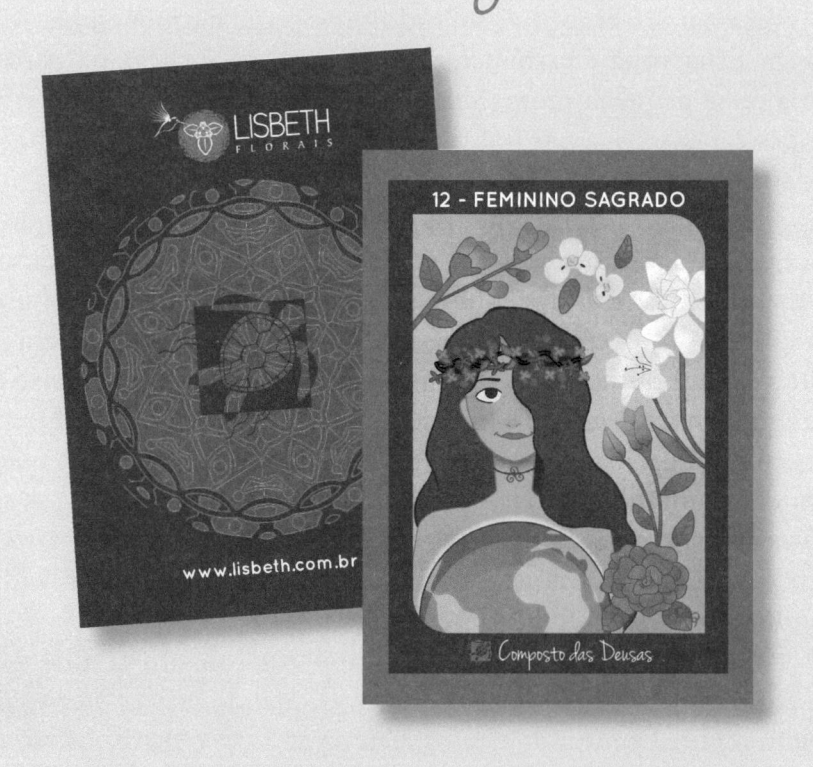

A carta do Feminino Sagrado convida você para que preste atenção a si mesmo e observe o quanto é merecedor de receber as dádivas, de ser mulher ou ter uma mulher especial ao seu lado. Observe o que e como, qual a relação que você tem consigo e com o outro. Tenha um olhar amoroso para si mesmo.

Se a carta do Feminino Sagrado saltou para você hoje, é um convite a prestar atenção para o como está lidando com o seu lado feminino, com a sua feminilidade ou com as mulheres em sua vida. Você tem autoestima? Observe e perceba como você se sente consigo mesmo ou em relação a sua esposa, sua irmã, sua mãe, sua companheira. Você gosta do que vê refletido no espelho? Você tem cuidado de si e cuidado daqueles que o acompanham? Tem prestado atenção como conduz a sua vida?

Perceba quais são as críticas, se por algum motivo você não está prestando atenção em si mesmo, está preso numa dor do passado, num sofrimento, num ferimento emocional, esta é a hora de deixar o passado para trás e abrir espaço para a autoestima. É o momento de deixar os seus padrões de comportamento que o aprisionam na sua conduta e na sua liberdade e resgatar as essências do sagrado, do feminino, da fêmea, da mulher. Convida você a olhar-se com olhos de bondade, de compaixão, de encontro. A retirar todas as cargas e mergulhar fundo no autoconhecimento.

Una-se a outras mulheres ou a outros homens que possam perceber o quanto é sagrada a relação entre o masculino e feminino, e o quanto é sagrada a nossa relação interna com as polaridades Yin e Yang. Compartilhe o prazer de ser mulher; só assim, quando você compartilha o prazer de ser inteiramente mulher pode se tornar uma companheira, uma amante, uma mulher, uma anciã, uma sábia, uma donzela, uma mãe, sendo exatamente tudo aquilo que pode ser na condição de mulher.

A carta do Feminino Sagrado convida a honrar também a sua ancestralidade; se você for homem e tirou esta carta, veja como lida com os seus ancestrais, com a sua mãe, com seus avós. Observe como lida com as mulheres ao seu lado e como lida com o feminino dentro de si mesmo.

Percebendo que esta parte Yin e feminina do seu ser é a sua parte sensitiva. Agradeça a você mesmo e busque dentro do seu ser e descubra a melhor forma de ser mulher e respeitar todas as mulheres que compartilham o sagrado caminho da vida com você.

Composto das Deusas
(Autoestima e amor próprio, o renascer do Feminino Sagrado)

Este composto ancora a virtude da autoestima e do amor próprio. É para mulheres que se sentem desvalorizadas, que não se aceitam.

Para personalidades que não conseguem ver o aspecto belo da Deusa Interna, a beleza de ser mulher. Ancora na consciência a virtude de despertar para si mesma, com valorização e respeito. Efetua mudanças externas e internas, despertando a Deusa Interior.

Para homens machistas, que têm uma sobrecarga negativa sobre o feminino, esta essência faz despertar o autoconhecimento e as posturas internas de mudanças na consciência, no resgate do espelho das energias e polaridades da nossa consciência. Respeitando o feminino no outro, eu respeito aquilo que ressoa no meu sentido de feminino, não como sexualidade, mas como energia de divindade, energia Yin e acolhedora, energia da mulher. Atua nos campos de consciência da autoestima.

MEDITAÇÃO FEMININO SAGRADO

Procure um local no qual você não vá ser interrompida. Coloque-se bem relaxada. Se quiser, pode deitar ou ficar sentada. Relaxe seu corpo e inspire profundamente soltando bem o ar.

Perceba seus pés, pernas, relaxando as costas, os braços, o abdômen, a cabeça, o couro cabeludo e os músculos da face. Inspire profundamente e solte. Você vai sentir agora uma luz dourada rósea que chega até você, e essa luz vai chegando no seu coração. Deixe que essa luz entre no seu coração. Você percebe agora que é levada para a beira de uma linda montanha. Você vê então uma cachoeira com água bem limpinha, que encobre a entrada de uma caverna. O dia é agradável e quente, e você entra nessas águas. Por um momento, deixarem que essas águas limpem você e possam também nutri-la. Sinta as águas da cachoeira escorrerem pelo seu corpo, e assim você atravessa e chega na abertura da caverna. Na porta, uma linda jovem o aguarda, oferecendo um manto rosa transparente, que você veste. Essa mesma moça a conduz para o interior da caverna, e você vê esse interior brilhando por seus cristais. Em todas as paredes dessa caverna, muitos cristais brilham, e no centro, você vê outras moças com vestes diáfanas dançando em círculos, todas com guirlanda de flores na cabeça. Você é levada até essas mulheres, que abrem o círculo e você entra; então, uma delas vem até você e coloca a guirlanda de flores na sua cabeça. Você sente o perfume e se sente integrada nessa natureza divina e feminina. Você agora faz parte do círculo que dança e se alegra com a sedução ao som da Terra, ao som de ser mulher, ao som de ser feminina e bela.

Nesse instante, você se dá conta da sua beleza, sente o quanto faz parte de tudo que aí está, de algo maior e de grande poder, você sente a plenitude da sua vida, se sente bela e parte de um todo e grandioso círculo feminino. De olhos fechados, você se imagina nesse círculo dançando, sentindo a suavidade desse manto em seu corpo; você dança para a Terra, honrando a mãe Terra com sua beleza. E assim, quando terminar a dança, você vai atravessar o portal das águas e vai estar no aqui agora, sentindo-se restabelecida e bela.

# 13

Os Chakras

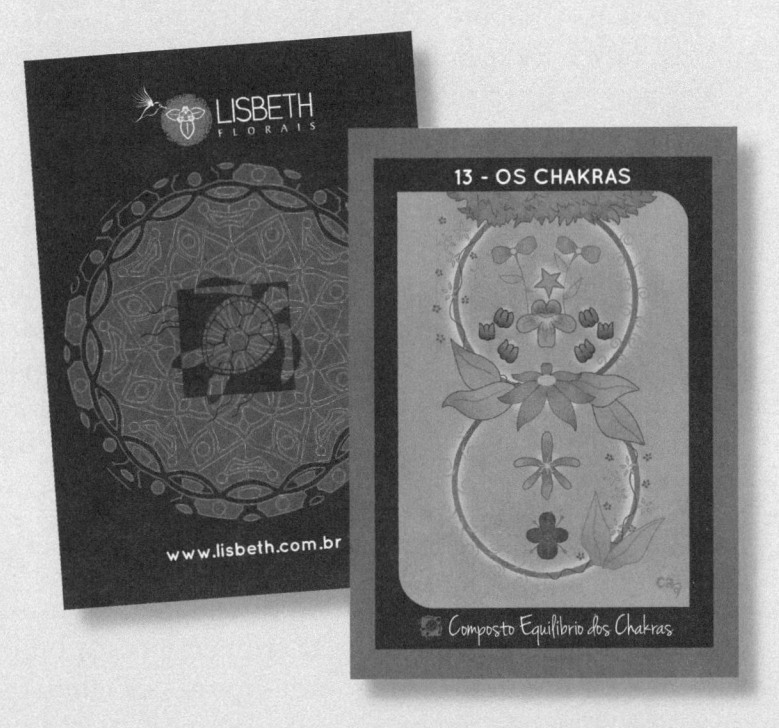

Se esta carta saiu para você, preste atenção em como você tem se sentido; o desalinhamento dos chakras pode trazer vários processos, desde dificuldade de concentração, falta de confiança em si mesmo, enjoos e agressividade, medos. Você pode estar sendo um catalisador de energia. Observe e perceba como tem se sentido. Busque auxílio.

Esta lâmina mostra as flores representando os chakras. Os chakras são vórtices de energia que se situam em nosso corpo, formando a nossa aura. Nós temos vários chakras, mas sete são os principais ligados ao nosso sistema endócrino. São estes:

- 1.º chakra é o Raiz ou Básico: ligado às nossas glândulas suprarrenais;
- 2.º chakra é o Umbilical ou Sexual: ligado às nossas gônadas, às glândulas reprodutivas;
- 3.º chakra é o Plexo Solar: ligado ao pâncreas;
- 4.º chakra é o Cardíaco: ligado ao Timo;
- 5.º chakra é o Laríngeo: ligado à tireoide e paratireoide;
- 6.º chakra é o Frontal: ligado à pituitária;
- 7.º chakra é o Coronário ou da Coroa: ligado à pineal.

Costumamos dizer que somos como uma antena, onde estamos divididos bem na altura do coração, tendo três chakras considerados com energia mais telúrica e quente e três chakras de energia mais celeste, de energia mais sutil.

Se esta lâmina hoje caiu para você, é provável que esteja precisando de um alinhamento para equilibrar o seu veículo físico junto ao seu Eu Superior.

A limpeza e o alinhamento dos chakras podem ser feitos de várias formas; um dos caminhos é a meditação, a respiração, e outro caminho, banhos energéticos e mantras, que também podem promover o alinhamento e a limpeza. Existem várias formas de alinharmos o nosso corpo. Se esta carta saiu e você não tem conhecimento sobre o assunto, busque informar-se sobre os chakras; você vai estar se abrindo e aprimorando seu autoconhecimento.

Composto Equilíbrio dos Chakras

(Limpeza energética, elevação da consciência, ancoramento, alinhamento dos chakras)

Este buquê oferece a possibilidade de equilibrar o veículo físico e o *Self* ou Eu Superior. Cria a possibilidade e o entendimento de que é possível a elevação da consciência e o ancoramento de valores no corpo físico. Trabalha a limpeza e o alinhamento dos sete chakras e dos corpos sutis, proporcionando maior equilíbrio e compreensão de si. Traz entendimento e aceitação de todas as fases e mudanças necessárias à evolução.

Ancora um equilíbrio nos processos mediúnicos e a virtude da fé e confiança. Para mediunidade desconectada, faz uma ponte entre o chakra básico e o coronário, objetivando a circulação de energia e a transformação do ser. Desperta a confiança em algo além do palpável, busca da fé em Deus, busca da fé em si mesmo e a pura compaixão por si. Poderosa proteção, para campos obsessivos, energias mal qualificadas, vampirismo energético. Protetor energético que faz centralização de forças para enfrentar seus próprios processos internos sem intelectualizar ou fugir. Ancora um potente escudo para chegar à consciência da verdade do próprio ser.

Traz a capacidade de aprender a confiar na sua própria essência, despertando para a realidade espiritual. Limpa bloqueios no nível de energias e formas de pensamentos inadequados, pois ancora a confiança de SER amor e luz. Atua nos campos de consciência do alinhamento energético.

MEDITAÇÃO PARA OS CHAKRAS

Escolha um local tranquilo em que você não vá ser interrompido. Se quiser, acenda um incenso ou coloque uma música suave. Respire profundamente. Faça três respirações profundas, inspirando pelo nariz e soltando pela boca. Depois, mais três inspirações profundas, inspirando pelo nariz e soltando pelo nariz. E aí, você vai imaginar uma luz bem vermelha subindo pelas suas pernas, chegando até a região dos seus genitais. Sinta essa força fortalecendo a sua raiz e seu chakra básico. Então, você inspira, puxando essa luz: ela chega ao seu segundo chakra numa cor alaranjada, bem na região do seu umbigo ou Hara. Sinta a alegria, a criatividade e o prazer nessa região, esse é centro do prazer, da sexualidade e da alegria. Novamente, você inspira, imaginando que essa luz sobe agora para seu plexo solar, na altura do seu estômago: ela toma uma cor bem amarela e se espalha por toda a região digestiva como se fosse um grande sol que brilha no seu estômago, trazendo-lhe força, confiança e poder. Imagine que esse sol espalha essa luz em toda a sua vida. Então, você vai levando essa energia agora para o seu coração, inspirando novamente. Essa cor vai se tornando rosa com nuances de verde; você está acolhendo o seu coração, alquimizando a sua energia. Sinta-se acolhida com essa cor rosa, respire essa luz em seu peito, solte qualquer bloqueio que possa existir. E aí você inspira levando a luz agora para a sua garganta, onde ela se torna um azul suave, claro e límpido, limpando o chakra laríngeo.

Permaneça focado com sua consciência, no seu verbo, na sua garganta, na sua palavra. Fica aí o reino dos anjos. Permita que essa luz azul faça o seu trabalho nesse chakra. E você inspira e sobe com essa luz até o meio de sua sobrancelha, no seu chakra frontal, onde ela toma a cor anil. Você pode sentir uma leve tontura ou um pulsar entre as sobrancelhas; deixe que essa luz anil vá clareando os seus pensamentos, sua mente, com a respiração acalmando-se mais e mais.

E aí você inspira novamente, levando essa energia para cima, para o alto; no topo da sua cabeça, ela se torna numa cor violeta, que dança junto à luz dourada que desce do céu agora, e mistura-se no alto da sua cabeça. E essa cor começa agora a descer, fazendo o retorno, passando pelo frontal com a luz de cor anil, descendo pela sua garganta na cor azul-claro, passando pelo chakra do coração na luz verde/rosa, chegando até seu plexo solar; respire fundo com esse sol, e você desce com a luz laranja até seu umbigo, e, finalmente, chega no último chakra, onde ela toma a cor vermelha e desce para a terra.

E assim você está em conexão com o céu e a terra. Com o Pai Céu e a Mãe Terra você se torna o filho divino de energia e luz.

E, lentamente, vá retornando e sentindo-se restabelecido e energizado.

14

A Psique

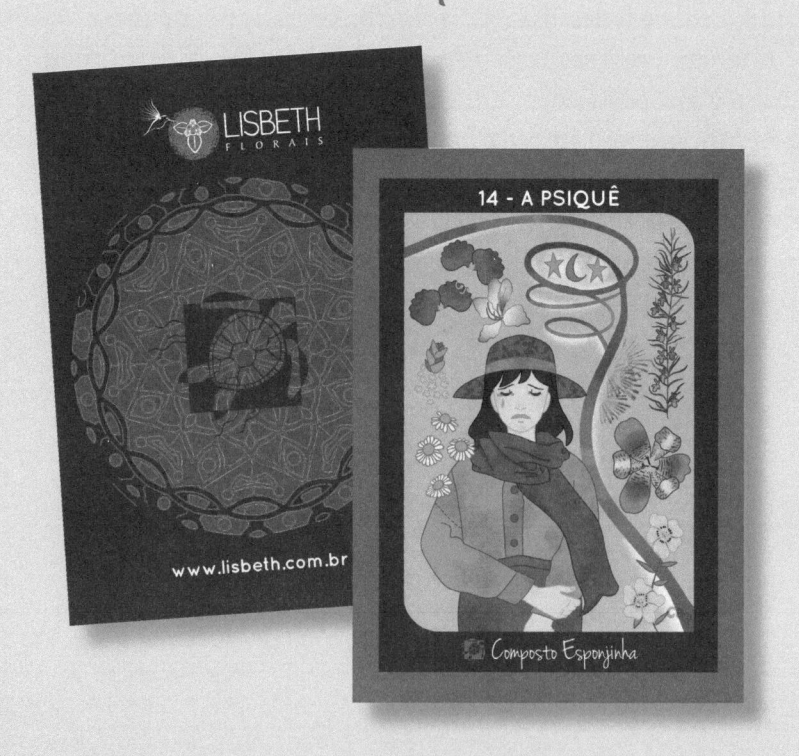

Observe seus sentimentos e emoções, suas sensações. Avalie como você se sente. Em determinados momentos, a individualidade é a força de unidade. A esponjinha absorve campos, sentimentos, emoções. E, muitas vezes, não consegue perceber o que é seu, o que lhe pertence ou não.

Nesta carta, encontramos uma figura de uma jovem de olhos fechados onde vertem lágrimas e flores ao seu redor; acima de sua cabeça, estrelas e a lua. O que esta carta traz como imagem é a capacidade de absorvermos sentimentos e emoções ou campos psíquicos de outras pessoas.

A mensagem da Psique (individualidade) é um convite a observar suas emoções e perceber o que é seu e o que não é. A individualidade é transcendente à dualidade. Também traz a mensagem de que as suas necessidades devem superar sempre os aspectos emocionais que impedem de ter uma clara visão da sua vida, da sua situação e das coisas ao seu redor. Portanto, prestar atenção nas suas sensações, nos seus sentimentos, filtrar um pouco aquilo que vem lhe mostrar qual é o seu caminho. A sensibilidade excessiva embota o discernimento e a clareza mental. Essa mensagem convida você a se perceber, a olhar e aprender a se conhecer.

A individualidade ou a Psique é a capacidade de se observar como ser individual e único. Normalmente, em alguns momentos, atrelamos às emoções do campo das pessoas, do ambiente.

Para que possa ter clareza do que é seu ou não, é preciso se retirar do campo das emoções ao qual está associado; para isso, basta fazer algum cálculo mental ou observar algum quadro da parede. Observe-se. Se for o caso, talvez este seja o momento de você começar a prestar mais atenção e evitar absorver campos alheios.

Composto Esponjinha
(Consciência de limite energético)

Para personalidades muito impressionáveis e magnéticas. Pessoas com muito elemento água ou ar no Mapa Astrológico Natal. Pessoas que têm a capacidade de absorver os campos psíquicos de outras pessoas ou do ambiente passando mal. Para aqueles que sofrem em lugares públicos ou onde há muita aglomeração. Para sensações que aparecem do nada.

Este composto traz a capacidade de se abstrair, cria um vórtice e uma virtude de perceber o que é seu e o que é do outro, e assim separar o joio do trigo. Atua nos campos de consciência do centramento.

MEDITAÇÃO A PSIQUE

Encontre um local tranquilo em que você não vá ser interrompido. Pode ficar sentado ou deitado; escolha uma posição confortável. Tome consciência da sua respiração, inspirando profundamente o ar pelo nariz e soltando pela boca. Vá respirando, fazendo no mínimo seis respirações profundas. Agora, você vai imaginar que está chegando num campo bem verdinho. Você vai caminhando nesse campo até que encontrar um lago pequeno e raso. No meio desse lago, uma linda flor rosa como pluma chama a sua atenção, e um aroma doce invade seu olfato. Então, você começa a entrar no lago para chegar mais próximo dessa flor. Você sente o fundo do lago e parece instável, como se a areia grudasse em seus pés. Você persiste, respirando, e vai chegando até o centro. No centro, você sente o aroma dessa linda flor, que o envolve. A cor rosa envolve-o de cima a baixo, você começa a imaginar todo esse lago envolvido nesse aroma e nessa cor. Respire sempre.

Você vai ficar o tempo que for necessário sentindo a flor, a luz rosa e a água nos seus pés. E você vai percebendo que essa água vai limpando você, vai sentindo uma profunda serenidade e leveza. E aí vai lentamente retornando, e percebendo que o lago não aprisiona mais seus pés. A água está transparente e límpida; você vê os seus pés.

Agradeça pelo poder da água, da flor e da luz rosa. E assim você vai retornando ao seu estado normal, mais tranquilo, leve e sereno.

15

A Criança

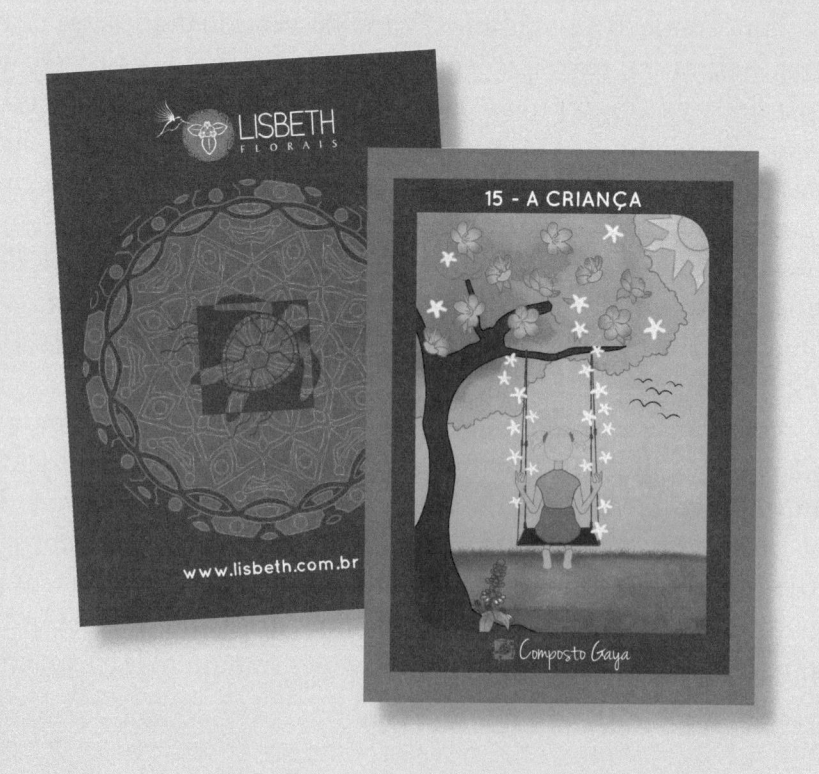

Esta carta convida você a curar a sua criança interior, para que possa ser um adulto saudável. A criança é pura, os padrões educacionais e as experiências é que transformam a criança em um adulto muitas vezes infeliz ou feliz.

Gaya é um dos nomes da Terra, da Mãe Terra. Esta carta vem falar da nossa criança interna, fala da infância. Traz a capacidade de perceber e perguntar como é, como foi a sua infância. Tem memórias felizes ou tristes? Ou você não lembra nada em relação a sua infância? Esta lâmina traz a condição de avaliar onde está a sua criança ferida.

Como está sua criança interna? Muitas vezes, como adultos, percebemos e temos consciência de algumas coisas, mas a criança continua ferida, tão pertinente dentro de nós como na nossa idade adulta, no aqui e agora. Para que possamos seguir adiante, precisamos que a nossa criança retorne para a casa curada. Então, esta carta convida a refletir sobre onde está o seu ferimento. Qual é a emoção que não está resolvida em relação a sua infância ou a sua criança?

Se a sua criança está curada, você é feliz e a sua criança o guia por muitos caminhos bonitos. Se a sua criança está ferida, ela não permite que esteja inteiro.

Esta carta vem lhe perguntar como você lida com os aspectos infantis de seu ser? Como você lida com a sua criança? Como você lida com as crianças a sua volta (seus afilhados, seus sobrinhos, irmão, irmã ou até crianças da comunidade)? De que forma você trata essas crianças? O que ressoa em você? De qualquer forma, a carta da Criança fala da necessidade de você olhar para algum aspecto ou algum momento da sua vida, da sua infância que possa estar impedindo a sua evolução, a sua consciência por inteiro; esse momento precisa ser reconhecido e liberado.

Composto Gaya
(Criança ferida – infância sagrada)

O composto Gaya oferece a oportunidade de compreensão e ou aceitação de dores emocionais da infância. Este composto é útil para aqueles que possuem marcas muito fortes que ficaram da infância, que não foi respeitada. Casos de abandono, molestação, abuso, agressão. Para situações onde o adulto carrega dentro de si uma criança muito ferida porque tenha se sentido abandonada. Este composto oportuniza um resgate da criança, elevando a vibração e ancorando com doçura uma profunda limpeza dessas feridas emocionais.

Para todas aquelas pessoas que têm problemas respiratórios desde criança, que mostram que algo não foi resolvido. Para crianças abandonadas, que se sentiram abandonadas, para as crianças em creches e escolas que foram retiradas muito cedo do convívio de suas mães, para ressignificar a infância, dar um novo colorido à vida. O composto Gaya transcende as tristezas e ancora a criança feliz em nós. Atua nos campos de consciência da infância saudável.

MEDITAÇÃO DA CRIANÇA

Escolha um local tranquilo em que você não vá ser interrompido. Fique bem à vontade, de preferência sentado. Respire profundamente, inspirando o ar pelo nariz e soltando pela boca, acalmando o seu coração. Faça seis respirações, puxando bem o ar e soltando até sentir-se mais relaxado.

Agora, você vai imaginar chegando num campo bem florido. As flores com matizes rosa e lilás enchem esse campo, e um aroma doce e suave como mel entra em seu olfato. Você vai passeando e olhando as flores, até perceber que vem ao seu encontro uma criança com um sorriso doce e de braços abertos. Você se deixa levar e a abraça, vocês rodopiam. Então, essa criança o convida para brincar e você se permite, no meio dessas flores, a estar feliz e voltar a ser criança.

Correr pelas flores com riso solto, cantarolando, sentindo a alegria de estar ali. Vocês resolvem colher flores, alegres e livres nesse campo, escutando os pássaros e se permitindo brincar mais e mais. Essa criança lhe transmite doçura, atenção e carinho, e você vai se nutrindo com esse amiguinho/amiguinha. Vocês deitam e olham para o céu e sentem a beleza de todo esse lugar.

E assim você vai se despedindo e vai retornando, agradecendo por esse encontro mágico, trazendo o seu coração repleto do amor e da doçura dessa criança.

16

A Compreensão

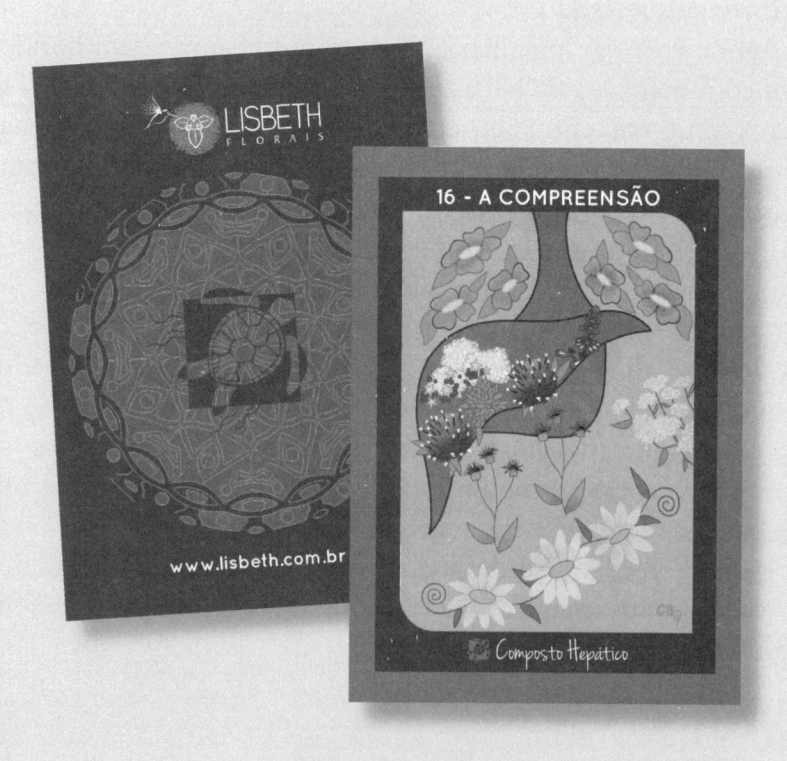

Esta carta fala do momento de libertar, perdoar, compreender a si e ao outro, cortar as amarras e os cordões energéticos que o prendem em uma situação em que tranca. Este é o momento de limpar, deixar que o amor guie o seu destino, deixar que o seu aparelho digestivo funcione saudavelmente.

Se esta lâmina saiu para você no dia de hoje, observe como está a sua força. Como está o seu sistema digestivo, principalmente o seu fígado, que é o órgão de maior energia, responsável por toda a energia do seu corpo. O fígado registra as raivas, a agressividade, trabalha o humor (o bom e o mau humor). Como você lida com as emoções de agressividade? O que você digere ou o que não digere bem? No fígado é onde ficam guardados as memórias e os registros daquilo que não é digerido bem, principalmente as raivas. Quando as memórias e os registros ficam gravados, o fígado não funciona adequadamente e pode-se ter baixa energia, assim como sentir queimar e mal-estar. Esta carta sugere perceber quais as emoções a que você está apegado e limpar as memórias hepáticas assumindo o seu poder. As flores nos ajudam a limpar essa memória; perceber os momentos de raiva ou situações de raiva pode ajudar a lidar com essa força, com esse poder interno, liberando esse sentimento e transformando essa raiva em perdão e amor. A raiva e o amor são o mesmo canal, é só uma balança, e um lado pode pesar mais que o outro. Se você está preso a ressentimentos, raivas do passado, pessoas que o magoaram, emoções armazenadas, você pode ter problemas digestivos. Todas as emoções estagnadas não são boas para a sua vida. Para que você siga adiante, é necessário fazer uma limpeza, uma limpeza hepática.

Esta carta vem lembrar que o nosso corpo mental concreto se situa no aparelho digestivo e que é necessário liberar a mente para viver numa situação de compreensão e viver o presente mais serenamente. A raiva e o amor têm que estar equilibrados, ou o amor pendendo mais. Para que tenha esse equilíbrio, perceba quais são as mortes que você precisa liberar, quais são as raivas que estão aí retidas, e assuma o seu poder, a sua energia, a sua vida. No plexo solar temos um grande sol, que ilumina; é a energia que você pode dar ao abraçar, ao amar, ao trazer para o colo. Mas é também aquilo que o separa como um escudo; perceba quais as situações em que você está colocando um escudo ou deixando que a raiva faça separatividade. Perceba. Compreenda. Libere. Um bom exercício para esses momentos que possam estar na sua vida ou para a região digestiva é o Ho'oponopono.

Perdoando você libera. Liberando depois de compreendido, você estará liberto para fazer da sua vida um sol, irradiando luz a todos a sua volta.

Composto Hepático
(Limpeza de miasmas e couraças de raivas ancestrais)

Este composto vem auxiliar na elaboração e síntese de ideias e eventos que geraram bloqueios por raivas conscientes ou inconscientes.

Limpa raivas e comportamentos de tirania da linha ancestral. Trabalha o plexo solar limpando os cordões energéticos e as amarras. Limpa o fígado e a vesícula, oportunizando um melhor aproveitamento da energia ígnea do nosso poder pessoal. Atua nos campos de consciência da elaboração dos fatos.

MEDITAÇÃO DA COMPREENSÃO

Escolha um local tranquilo em que você não vá ser interrompido. Pode ficar sentado ou deitado; escolha uma posição confortável. Inicie sua respiração, inspirando pelo nariz e soltando pela boca.

Agora, você vai imaginar que se abre em sua frente uma estradinha de chão batido no meio de duas colinas. Você vai caminhando por essa estrada, percebendo os campos e as nuances verdes de cada passo no seu caminho. Nessa caminhada, vá percebendo o que preocupa você, o que pensa, como está a sua mente. Você vai chegando à beira de um rio, onde pequenas pedras estão na beirada; você para e pega com as mãos algumas pedras.

Perceba o que o aflige. Intencione que esta pedra que você pegou seja esse problema; jogue-a no rio, deixando que seja levada. Concentre-se em outro problema, tente compreender o que está se passando e o que o preocupa. Então, imagine novamente que o problema está sendo a pedrinha, que você irá jogá-la no rio. E assim você faz com cada preocupação e problema, e vá deixando que um sorriso brote no seu coração, permitindo que todos os problemas, preocupações e raivas saiam de você agora. Deixe que essa água vá limpando e levando embora todas as preocupações e todas as dificuldades.

Você vai se esvaziando de todas as raivas e preocupações. Quando sentir-se vazio, agradeça às águas, abençoe o rio e vá retornando suavemente, trazendo toda a leveza com você.

17

A Beleza

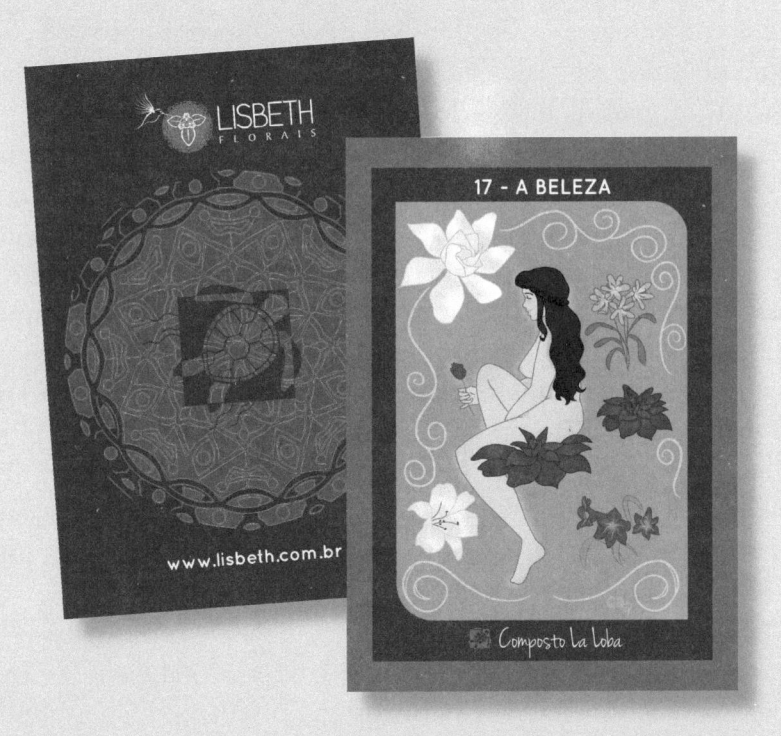

Se esta carta saiu para você no dia de hoje, ela vem lhe falar de sensualidade. Se você está com medo de assumir a sua sensualidade, sua mulher selvagem, se você tem receio de crescer, de ser mulher, de ser fêmea, inteira, assumindo os seus desejos e posições diante da vida, a carta da Beleza traz a capacidade de liberdade do ser, que quer ser linda e sensual, mulher.

Esta carta mostra uma jovem representando tanto a inocência como a sensualidade. A beleza traz duas faces da mulher: o feminino lindo e o sagrado. Mostra que muitas vezes estamos com toda a nossa energia bloqueada por padrões limitadores, por preconceitos. Então, é um chamado para perceber como você lida com o seu mais íntimo, com seus desejos, com a sua sensualidade, com o seu corpo. Você se permite vivenciar emoções profundas? Permite-se amar e ser amada? Ser apreciada? Sentir o prazer no seu corpo, o desejo? Ou você se constrange e se recolhe? Beleza vem mostrar que você é merecedora do amor sensual. Que é bela em sua forma. Aqui não fala da beleza física, mas da beleza do corpo feminino.

A carta da Beleza convida você a observar onde está o feminino em relação a sua vida. A energia sexual está bloqueada? E em que momento isso ocorreu? Foi por medo, preconceito, padrões limitadores, maus-tratos do feminino? Você deixou que a sua energia feminina ficasse presa e bloqueada? Ou o contrário: tomou comportamentos de liberdade, que não é o que gostaria de mostrar ou ser, não se preservou e está num momento que acha que isso é liberdade? O caminho da deusa, o caminho da La Loba, da mulher selvagem, convida a olhar com profundidade seu ser e assumir a sua força feminina, o respeito, a aceitação, o corpo e o desejo e as emoções mais profundas. La Loba convida você a soltar as amarras e mergulhar no seu mundo em busca da mulher forte.

Se você é homem e tirou esta carta, observe como você vê o feminino, como lida com as mulheres, com a sexualidade feminina e divina. Você a respeita? Você se assusta? Como você trata as mulheres da sua vida? A La Loba que vive dentro de cada mulher é a força vital da mulher forte, é o poder da mulher, o poder de ser inteira em todas as suas faces (mãe, avó, donzela, tia, professora, filha, irmã); há muitas em nós.

La Loba é aquela mulher mais íntima que se revela na intimidade e solta toda a feminilidade, inteira, aceitando plenamente o que é ser mulher.

Composto La Loba
(Aceitação plena do prazer e da sexualidade)

Este composto oferece a libertação de conceitos inadequados sobre a sexualidade feminina. Tanto na repressão consciente como inconsciente. Traz a capacidade de ancorar uma libido sadia. Composto útil para falta de libido, medo de lidar com o próprio corpo, problemas uterinos, ovarianos, problemas do ventre.

Ancora a força e a coragem da mulher selvagem, do instinto da força ígnea feminina. Equilibra a sexualidade. Atua nos campos de consciência da sensualidade sagrada.

MEDITAÇÃO DA BELEZA

Escolha um local tranquilo em que você não vá ser interrompida. Pode ficar sentada ou deitada; escolha uma posição confortável. Respire bem fundo. Procure fazer várias respirações até sentir o seu corpo bem relaxado. Agora, você vai imaginar que está se preparando para um dia bem especial. Deixe que a sua mente a leve para um momento de sua vida em que você tenha se sentido muito linda, bonita. Perceba seu rosto, seus cabelos, sua roupa. Olhe-se demoradamente nesse espelho da vida, vá percebendo a mulher que você é. Você pode aos poucos ir trocando as roupas ou tirando-as, percebendo a beleza que habita em você.

Observe como você é linda e poderosa. Veja que por onde você passa, marca com sua presença, toma conta do ambiente. E você vai buscando o seu ritmo e a sua dança, com o seu íntimo, com você mesma, permitindo-se estar e deixar que esse poder de beleza possa inundá-la, nutrir nesse lugar, nesse espaço só seu. Uma luz brilhante a envolve e você vê essa beleza refletida em todos os aspectos.

Sinta-se merecedora de ser bela, sedutora e feliz. Dance com a vida. Celebre. Sinta-se mulher. Quando estiver nutrida de todo esse sentimento, você vem retornando, trazendo toda a beleza que é sua.

18

A Luz

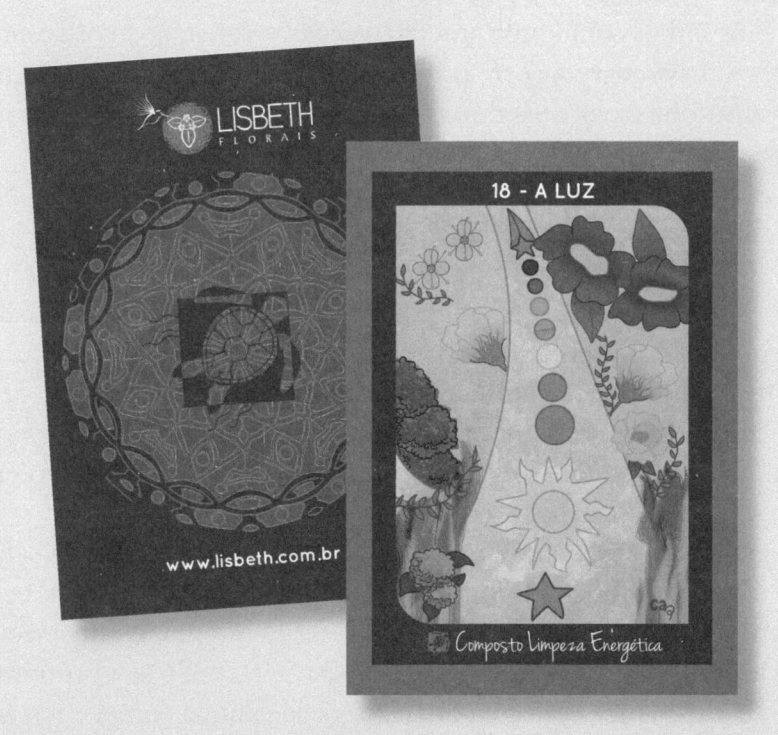

Esta carta chama atenção para que você perceba como está a sua energia, como se sente, saber a quê está ligado e como estão as suas emoções. Somos responsáveis pela nossa energia e é imprescindível que cuidemos dela, alinhando-a com o céu e com a terra. Chamamos de alinhamento de chakras quando a energia flui de cima para baixo e de baixo para cima.

A imagem desta carta mostra duas estrelas, os chakras (representados pelas sete rodas no centro) e o sol. O sol representando a nossa essência, a estrela da terra e a estrela do céu. Estes sete vórtices de energia que sustentam o nosso sistema sensorial ligado ao nosso sistema endócrino são partes de tudo aquilo pelo qual nós passamos. O somatório da energia desses vórtices com nossos corpos formam a nossa aura. Nossa aura está sujeita a alterações devido aos processos mentais e emocionais e pelo que passamos diariamente.

Nós somos como uma antena: recebemos energia do céu e energia da terra. Essa energia corre por um canal central na coluna chamado de Sushumna e por dois canais laterais: Ida e Píngala, que, através da nossa respiração, mantêm o nosso sistema sensorial alinhado.

A carta da Luz chama atenção pela possibilidade de você perceber como está se sentindo. A energia não é vista, mas pode ser avaliada no seu comportamento, no seu sentir. Se estiver bem e de repente sente-se mal, pode observar qual foi a emoção que lhe trouxe esse desequilíbrio. Enfim, esta carta chama atenção para mostrar como se manter equilibrado e alinhado. Às vezes podemos nos fixar demais em emoções danosas ou comportamentos de medo, de inveja, de orgulho, de arrogância; esses comportamentos desalinham os centros energéticos e perdemos o equilíbrio.

Esta carta pode também falar de um momento em que você perdeu o seu equilíbrio interno. Conecte-se com a sua natureza, busque na energia da sua espiritualidade, da sua fé interna, e aqui não falamos de religião, uma conexão com o seu céu, com o seu propósito. A energia divina nos conecta com a essência e alinha com a energia terrena. Perceba-se e sinta-se como um ser energético que é, se você está brilhando mais ou se sente meio apagado. O alinhamento da carta da Luz vem trazer para o aqui e agora o momento de perceber como você cuida de sua energia e como você se mantém num alinhamento para que possa brilhar como um lindo sol.

Composto Limpeza Energética
(Limpeza e transmutação do campo áurico)

Este composto trabalha criando um poderoso vórtice de energia de transmutação no campo áurico, limpando obsessões, vampirismo energético, formas-pensamentos e marcas ancestrais de comportamentos negativos que ocasionam a baixa imunidade. Ancora a força de enfrentamento das sombras e o despertar do EU sábio e curador. Alinha a aura. Desenvolve a capacidade de proteção de si mesmo. Ancora a força de aceitação das mudanças internas alinhadas às mudanças externas.

Limpa profundamente todo o campo vibracional através dos sonhos, auxiliando para um melhor aproveitamento da própria energia. Liberdade de limpar as limitações e se permitir a "SER". Atua nos campos de consciência da força energética.

MEDITAÇÃO A LUZ

Escolha um local tranquilo em que você não vá ser interrompido. Coloque-se bem à vontade. Pode ficar sentado ou deitado; escolha uma posição confortável. Respire profundamente, inspirando bem o ar e soltando. Observe os seus pontos de tensão. Onde está a tensão em seu corpo? Leve a consciência para esse local. Inspire fundo e solte. Você vai iniciar agora a respiração quaternária. Inspire contando mentalmente até onde você aguentar, segure o ar nesse mesmo tempo, solte o ar no mesmo tempo e fique com o pulmão vazio no mesmo tempo. Faça esse procedimento três vezes. Chama-se respiração quaternária; você faz um quadrado com a respiração.

Agora, imagine um disco de luz violeta que desce do alto, passando por todo o seu corpo, como se estivesse escaneando o seu corpo, chegando até o chão. Repita três vezes, com essa luz descendo e subindo. Então, você vai imaginar um lindo sol, um disco dourado que desce e passa por todos os seus corpos, deixando você brilhante, numa luz dourada. Respire bem fundo. E ao terminar o exercício, vá voltando, restabelecido e alinhado.

19

A Maternidade

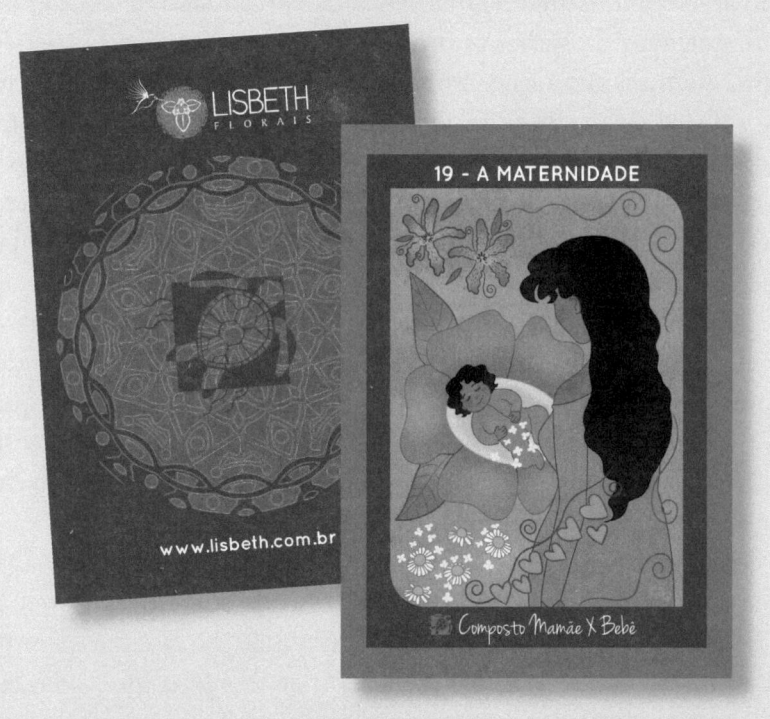

A carta A Maternidade fala do processo de aceitação do feminino, oportuniza que você reavalie as suas posturas como mãe, como filha. Que avalie as suas posturas e comportamentos de como lida com a sua maternidade. Pode também falar de um momento de espera ou de um momento em que o corpo está pedindo e se sentindo pronto para ser mãe, assim como ancora também a criança que vem para este mundo.

Esta carta mostra uma grávida envolta em flores e uma criança no centro de uma flor. É isso que somos. Dizem que, quando uma criança nasce, nasce também uma mãe.

Esta carta chegou hoje para trazer a informação e perceber como você lida com a maternidade em sua vida. Pode ser que esteja passando por um momento onde não está tranquila quanto a sua capacidade de ser mãe, de nutrir ou precisando ver a sua relação com a sua mãe interna. A maternidade fala da capacidade de cocriar a vida, de criar através da semente um novo ser. Ser mãe é sublime, é ser a guardiã de uma alma que vem cumprir o seu propósito na Terra.

Esta imagem traduzida entre flores, o ventre e a semente, fala de uma nova vida que nasce e de como você pode lidar dentro de si com essa responsabilidade. Às vezes, temos conflito entre a nossa personalidade e o nosso Eu Superior. Às vezes, temos medo da maternagem, medo de errar como mãe.

É importante que você perceba que cada criança já traz o seu pacotinho pronto, já traz o seu processo de vida, e que está tudo certo, porque a criança escolhe a mãe, e se escolhe a mãe, é porque esta mãe tem a capacidade de lhe indicar, proteger e amparar em todos os caminhos. De todos os modos, esta carta fala também da sua capacidade de lidar com a sua mãe ou com a sua filha.

Perceba, observe como você lida com a maternidade. De que forma você tem lidado com esse processo na sua vida. Se você ainda não é mãe, perceba como lida com a sua mãe. Se já é mãe, como lida com a educação e com a forma de ser mãe. Perceba que todas as dificuldades que possam estar dentro do seu ser são só uma crença sobre si mesmo. Na maternagem, cabe o amparo, o amor e o respeito por esta nova vida. Esta imagem vem trazer esse acolhimento e a certeza de que você é e pode ser uma maravilhosa mãe.

Composto Mamãe x Bebê
(Aceitação plena da maternidade e ancoramento terreno – tranquilidade e amor)

Esta fórmula oportuniza um vórtice de ancoramento da virtude de aceitação. Aceitação plena da maternagem assim como a aceitação plena do ancoramento terreno do bebê. Para gravidez de risco, preparo para engravidar, enjoos, contrações. Ancora na consciência materna a aceitação, auxiliando as rejeições conscientes e inconscientes, sejam por medo ou mesmo resgates e escolhas. Para o bebê, oportuniza a serenidade de sentir-se aceito e amado.

Útil em todos os casos onde haja conflito entre a personalidade e o eu. Oportuniza serenidade e calma no ancoramento de um novo ser de luz, de uma nova encarnação, de um novo aprendizado evolutivo. Útil também para problemas relacionados com a mãe, com sua parte feminina e materna. Atua nos campos de consciência da maternagem e do ancoramento.

MEDITAÇÃO DA MATERNIDADE

Escolha um local tranquilo em que você não vá ser interrompido. Comece com três respirações. Respire profundamente, inspirando o ar pelo nariz e soltando pela boca, relaxando o seu corpo. Faça três respirações, puxando o ar pelo nariz e soltando pelo nariz, assim você vai acalmando a sua mente. Então agora você se vê chegando num campo muito lindo, repleto de flores e árvores, todas muito lindas, em flores. Você começa a caminhar por esse lugar maravilhoso e vai encontrar uma árvore muito bonita, seu caule com uma protuberância como se fosse um ventre de uma mãe. Você está diante de Maria Paineira. A copa dessa árvore está repleta de flores rosa com perfume e você se senta embaixo dela. Vá permitindo que sua mente se conecte com o seu coração. Essa anciã, essa árvore empresta-lhe a suavidade do tom rosa das suas flores, do algodão das suas bagas, e você se vê imersa nessa cor suave no meio desse algodão e relaxa a sua mente mais e mais. Você vai encontrando o seu espaço nesse algodão rosa, se sente acalentada suavemente como num colo de mãe. E você ouve uma canção de ninar e vai relaxando, como se essa anciã sagrada estivesse sussurrando em seu ouvido. Percebendo-se no meio desse algodão, você se vê como um bebê no colo dessa mãe, da amada Mãe Maria.

Você pode tocar o seu ventre nesse momento, pedindo as bênçãos da amada Mãe para sua vida e vá também sentindo a sua ancestralidade, agradecendo e a honrando. Deixe-se envolver pelo perfume curador dessa anciã sagrada. Quando se sentir bem nutrida dessa maternagem, você vai retornando devagar, agradecendo a essa anciã, a Mãe Terra, e retorne com todo esse amor incondicional em seu coração.

20

A Paternidade

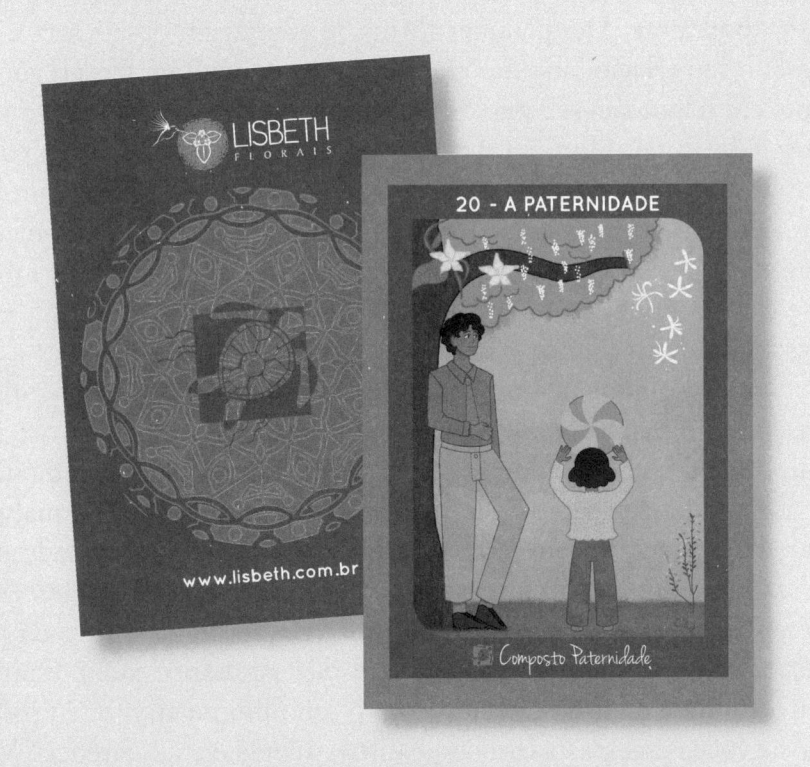

Se esta carta veio à tona hoje, é porque algo relacionado ao seu pai ou à forma como você lida com a paternidade ou com os seus filhos pode não estar alinhado como você gostaria. Ser pai é muito mais do que simplesmente o sustento. O pai deve interagir, ser um modelo e conduzir o princípio de educação e cuidado.

Nesta carta, a imagem mostra uma criança brincando, enquanto que a figura masculina se encontra encostada na árvore alheia ao que se passa ali no momento, como se não estivesse interagindo. Em meio à natureza, este ser está displicente, não integrado com essa criança.

Esta lâmina fala da paternidade consciente, da capacidade de ser pai e assumir a energia do pai amoroso e cuidadoso. Fala da transição e aceitação do rito de passagem quando o jovem assume a paternidade consciente. De qualquer forma, a mensagem desta carta é observar o seu relacionamento em relação ao masculino. Como você se sente em relação ao seu pai? Se você for homem e já é pai, como você sente com o seu filho? Como vê a paternidade? Você sabe as partes de seu ser que precisam ser observadas e compreendidas? Com esta carta podem emergir emoções antigas relacionadas a alguma relação paterna que não tenha ficado muito esclarecida. Assumir e limpar esse campo pode levar você ao maior alinhamento do seu ser e do masculino dentro de si.

Sendo homem ou mulher, todos nós possuímos a nossa parte masculina e feminina. Se você for homem, observe como você lida com o seu papel de pai ou como você lida com o seu papel de filho. Se for mulher, observe a sua relação com o seu pai. De qualquer maneira, esta carta vem lembrar a importância de um cuidado e da figura masculina como um exemplo em nossas vidas. Não nascemos perfeitos, mas podemos construir uma relação digna dentro da perfeição, da amorosidade e do cuidado. Ser pai consciente e estar no aqui e agora é estar no cuidado com o seu filho ou com o seu pai.

Se você retirou esta carta hoje, observe qual é a sua carência. Você sente falta de pai? Você sente falta de filho? Como você lida com esse papel em sua vida? Você pode ter tido ainda algumas dificuldades em relação ao seu pai interno, ao seu pai verdadeiro. Observe que este é o momento do chamado para limpar esses processos que podem não estar tão tranquilos dentro de você. De qualquer modo, a paternidade vem falar dessa relação de pai e de filho, tão sagrada, que deve ser cultivada, compreendida, para que sejamos adultos saudáveis.

Composto Paternidade
(Aceitação e equilíbrio da paternidade consciente)

Este composto traz a aceitação da paternidade. Para homens com síndrome de Peter Pan, que se tornam as eternas crianças, muitas vezes ocupando lugar de filho no casamento.

Para indivíduos que tiveram problemas em relação ao seu pai e repetem ou temem repetir os mesmos padrões. Este composto ancora a força e o amor de transformação da essência paterna. Alinha as relações pai e filho. Atua nos campos de consciência de aceitar a paternidade.

MEDITAÇÃO DA PATERNIDADE

Procure um local no qual você não vá ser interrompido. Coloque-se à vontade. Pode ficar sentado ou deitado; escolha uma posição confortável. Inspire profundamente, soltando bem o ar, até que você sinta o seu corpo mais relaxado. Imagine, agora, que se abre uma estrada na sua frente. Uma estrada de chão batido, como se fosse um pequeno caminho entre as colinas, e você vai seguindo por essa estradinha. No meio do caminho, você se sente só, e percebe que a estrada o levou para campos áridos. Você olha para o fim da estrada e percebe lá uma choupana. Uma cabana simples e branquinha; a fumaça da chaminé é convidativa, e você se dirige para lá. Ao bater na porta, um homem de manto branco e olhos bem azuis abre a porta. Esse mestre convida você a entrar; você entra e é acolhido pelo olhar doce desse mestre, desse pai amoroso.

 Ele o convida para sentar. E você vai relaxando mais e mais. Então, você que vai conversar com esse pai, observe como se sente em relação ao seu pai terreno. Quais sentimentos você carrega. Perceba se tem algum sentimento de medo, rejeição, abandono, rancor, saudade ou amor. Divida com esse mestre e observe o que você tem a aprender com isso. Se você é pai, observe como conduz essa paternidade. Esse mestre está aí para ajudá-lo nas suas dúvidas. Escute e se entregue, confie na sabedoria e na bondade que esse mestre oferece e sinta-se acolhido por esse pai amoroso. Fique o tempo que for necessário. Ao retornar, você vai perceber que ao sair da cabana a natureza ficou toda verde, como se tivesse renascido.

 E, assim, você vai trazendo essa vitalidade em toda a vida, equilibrando-se com o seu pai interno.

21

A Aceitação

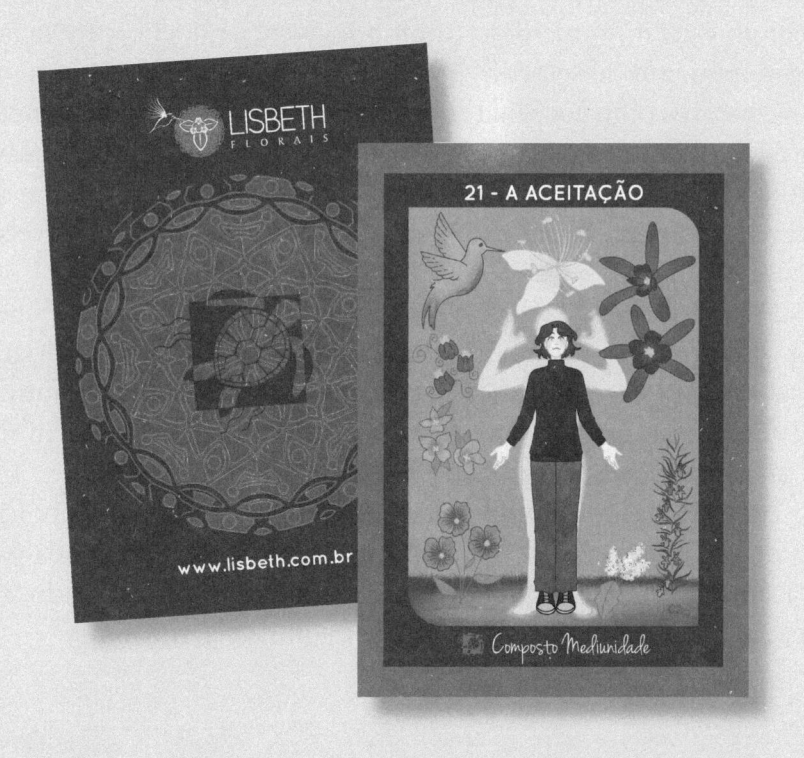

Se você escolheu esta carta no dia de hoje, você está sendo convidado a olhar para a sua mediunidade, para a sua sensibilidade.

Você não está sozinho e pode contar com as suas guarnições, com os seres de luz, mestres, guias, protetores espirituais e anjos da guarda. A oração é a hora da ação.

Mediunidade é um caminho, é o meio para chegar à unidade. Unidade é o todo. São seus vários corpos de energia em direção ao alto. Todos nós, de uma forma ou de outra possuímos mediunidade, porque estamos entre o céu e a terra e como seres energéticos temos a capacidade de lidar com essas energias.

Ser médium é ser sensível e perceptível às energias não vistas. Se você tem problemas em relação a essa parte, procure auxílio. A espiritualidade é algo interno e não pode ser confundida com religião. Ser médium é estar no meio do caminho, vivenciando a experiência e o aprimoramento do seu eu.

Observe como você lida com esse assunto. Você tem preconceitos ou está em busca de algo maior? Você tem sensações inexplicáveis, intuições, se sente estranho às vezes e não consegue lidar com isso? Calma. Pode ser só um momento em que você precise perceber e aceitar. Conhecer-se.

Esta carta convida você a dar um mergulho no seu ser e encontrar o centro do seu equilíbrio. Procure ficar atento às suas sensações, às suas manifestações físicas e não físicas. E sempre que você juntar as suas mãos num pensamento levado ao alto ou em oração, lembre-se de que você não está sozinho.

Aceitação é tudo aquilo que eu posso lidar comigo mesmo. Existe um ditado que diz: "A primeira parte é se conhecer, a segunda parte, se aceitar. Aceitando, aprendemos a nos amar. E nos amando, fazemos parte do processo do projeto de divino e celeste".

Composto Mediunidade
(Sensitividade, psiquismo, mediunidade)

Este composto é útil para o equilíbrio dos processos mediúnicos e paranormais. Pessoas muito sensíveis que temem e sofrem com esse processo. O composto traz o entendimento de que a mediunidade é apenas um meio de chegar à unidade e que a compreensão desses fatores fortalece e oportuniza ao ser um contato saudável com sua hierarquia, com seus mestres, guias e anjos da guarda.

Para aqueles que sobrecarregam seu sistema sensorial sempre pipocando em busca de algo além do que podem compreender. Esta essência ancora entendimento e aceitação, proporcionando um maior equilíbrio interno e compreensão de si e de sua sensibilidade. Atua nos campos da consciência e na aceitação da sensibilidade.

MEDITAÇÃO DA ACEITAÇÃO

Escolha um local tranquilo em que você não vá ser interrompido. Coloque-se bem à vontade. Pode ficar sentado ou deitado; escolha uma posição confortável. Inicie pela respiração. Vá respirando mais e mais, sentindo o seu corpo mais leve. E aí você vai imaginar que está caminhando por uma estrada florida e muito iluminada. Andando por esse caminho, você vai encontrar no meio dele um mestre ou mestra. Observe como ele/ela é, que cor veste, como se posiciona. Então, ele/ela vai para o seu lado e vai seguindo junto com você nessa estrada. Você se sente mais seguro estando acompanhado. Você vai caminhando, caminhando, até que vê um lindo beija-flor pousar numa flor na sua frente.

O mestre e você param. Então, é como se o mestre falasse em seu ouvido: – Você, como o beija-flor, pode ser leve; deixe a sua mente buscar a leveza, percebendo o voo do beija-flor, buscando a doçura das flores. Vá percebendo como tudo de repente vai ficando infinitamente brilhante, e você vai esquecendo todo o resto. Permita-se flutuar nessa sensação. Esse mestre pede a sua mão e você confia e aceita; perceba que você voa como o beija-flor. Nesse momento, você não tem forma, apenas está leve. Então, aceite essa leveza, aceite o seu ser, a sua luz e a sua guiança.

E quando se sentir confiante o suficiente e nutrido, você pode retornar normalmente, chegando no aqui e agora e trazendo essa confiança da guiança de não estar só em sua vida.

22

A Pureza

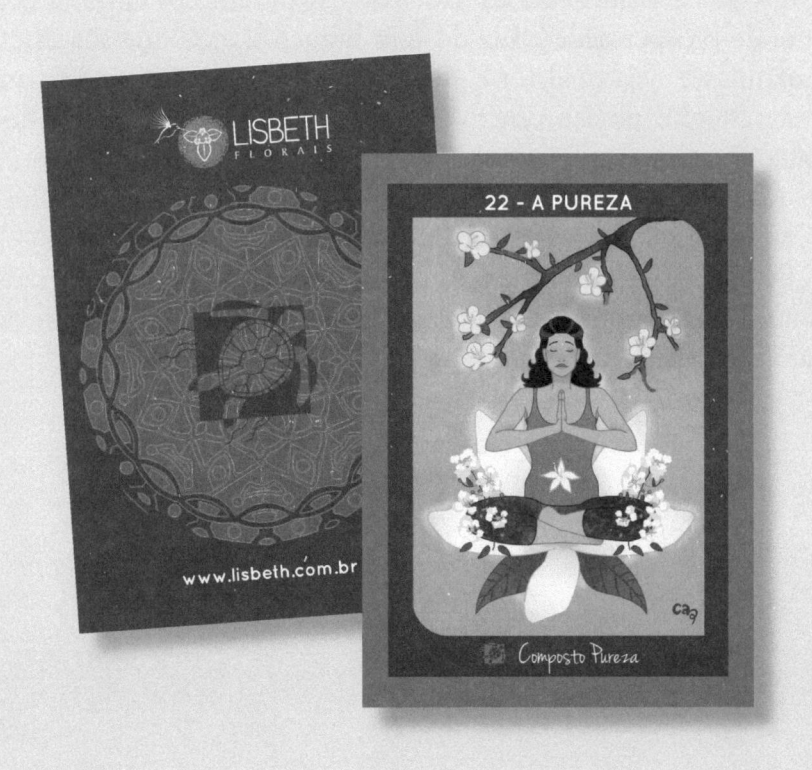

A Pureza convida você a ter um olhar doce e compassivo consigo mesmo, permitindo que todo o seu ser se manifeste na abundância ilimitada da fonte que tudo É.

Se esta lâmina encontrou o caminho do seu coração, você está sendo solicitado a prestar atenção a sua sensibilidade e permitir que a doçura e o amor se manifestem no seu ser. Talvez você esteja tempo demais controlando suas emoções, não permitindo que o verdadeiro eu se conecte com a abundância e a luz divina.

A Pureza nos fala da simplicidade, da aceitação do amor, da gratidão, que é a nossa maior cura. A pureza se expressa como doçura e o centramento. Preste atenção às suas necessidades e emoções, perceba o seu coração e conecte-se com a energia suprema da criatividade e da luz que transmite a todo o seu ser. A pureza nos conecta com a fonte de prosperidade e luz do raio branco. Deixe que sua essência se manifeste, seja qual for a situação por que você esteja passando, preste atenção no seu centro e aja com pureza, que os seres de luz poderão acalmá-lo.

Aceite a sua sensibilidade, que é a sensível idade, e permita conectar-se com a fonte do seu ser divino. Ame, aceite e cure-se.

A Pureza entra hoje para falar a você que o perfume agradável da laranjeira sopra no seu coração. Deixe que a pureza do seu ser se manifeste sem medo e sem máscaras, simplesmente sendo.

Composto Pureza
(Pureza, aceitação, doçura e sensibilidade)

Este composto limpa os medos de ser próspero. Rompe contratos com pobreza e submissão. Oportuniza com aceitação e doçura um melhor aproveitamento da sua energia. Para excesso ou falta de sensibilidade e compreensão das leis da vida.

Ancora a gratidão no aqui e agora e um momento natural da evolução do ser com toda a abundância e beleza. Atua nos campos de consciência da abundância.

MEDITAÇÃO DA PUREZA

Escolha um lugar tranquilo em que você não vá ser interrompido. Acomode-se, escolha uma posição confortável. Respire profundamente, inspirando o ar pelo nariz e soltando pela boca, três vezes. Inspire e solte pelo nariz, três vezes. Agora, imagine uma luz bem branca cintilante descendo e entrando no alto da sua cabeça, no seu chakra coronário. Essa luz desce e chega até o seu coração. No meio dessa luz branca, você verá se abrindo um botão de rosa muito branca, muito alva, muito linda. Você vai sentar-se no centro dessa rosa. Sentindo-se pequenino, vai para o centro; essas pétalas vão se abrindo e você vai sentindo o aroma inebriante dessa rosa, vai sentindo todo esse perfume, e um sentimento de total pureza vai tomando conta de você. Nesse lugar, não há espaço para dúvidas, maldade, medo, nem julgamentos. Em meio a esse aroma e a essa luz branca, a pureza está tomando conta de você. Você vai se sentindo bem, vai se permitindo escutar uma suave canção, uma leve canção. É o reino angélico que o visita através dos Querubins – os anjos crianças. Nesse instante, saboreando esse sentimento e essa emoção, você vai se entregando a essa sensação de pureza, leveza e inocência.

Deixe que os querubins abençoem sua vida, inundando-a de sentimentos bons e de alegria. Fique o tempo que necessitar, sentindo-se dentro dessa rosa branca. Quando sentir que é o suficiente, vá retornando devagar, trazendo o espírito do amor e dos querubins junto a você. volte ao seu estado normal e agradeça.

23

A Energia

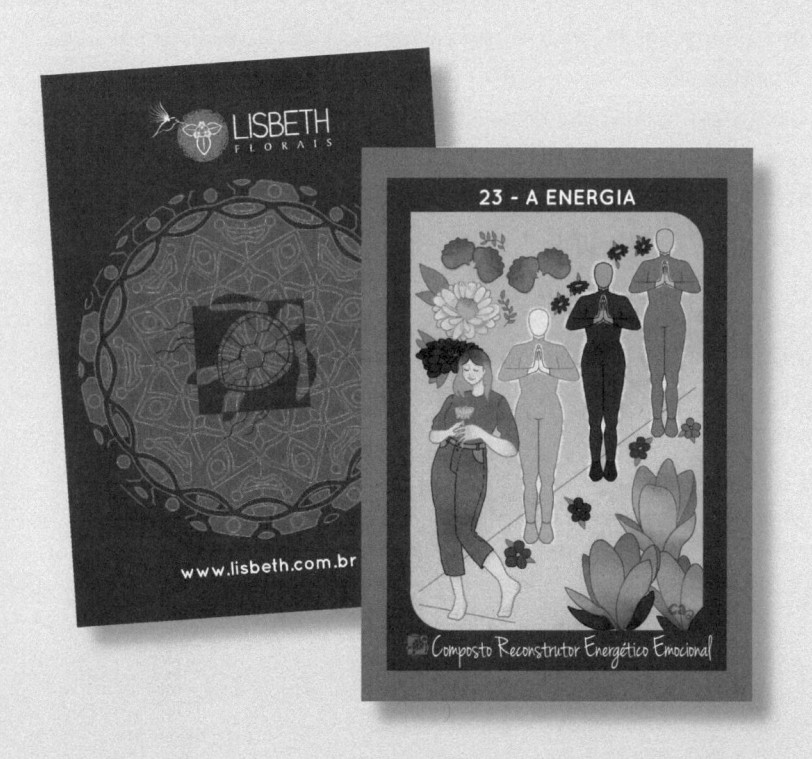

Se a carta da Energia entrou na sua vida hoje, ela está convidando você a perceber quais os aspectos do seu ser que precisam deixar de existir para que você tenha um novo momento. Qual energia precisa ser limpa e deixada para trás e qual a energia de amor e aceitação que você necessita neste momento?

A carta da Energia nos fala de um momento novo. Um momento de estar alinhado com as suas partes. Por algum motivo, às vezes nos dissociamos e nos fragmentamos dentro das nossas dificuldades, dentro das nossas mazelas emocionais e mentais.

A unidade é união da divina idade do tempo e de todos os tempos. Para você estar uno com o seu ser é necessário que possa recolher todas as suas partes, para que possa estar inteiro e em alinhamento com sua evolução.

A carta da Energia convida a observar mais o seu momento e honrar a sua verdade. E observar dentro de si mesmo todas as fontes de Energia.

A Energia fala da reconstrução, do brilho, da adoração, da clareza mental e do discernimento, mas, acima de tudo, tudo está concentrado em seu coração. Permita que a Energia do seu ser divino e supremo através do Eu Sou possa ajustar os seus corpos. Observe em que momento você permitiu que a sua energia tenha ficado abafada ou distorcida. Este é o momento de você exercer o seu poder e força. Honrar aquilo que você é, passando a comandar o seu presente e o seu futuro, que está sendo construído neste momento de sua vida.

A Energia entra na sua vida para alinhar os seus corpos e bendizer a sua força vital. Honre o seu espírito e tudo aquilo que você é como Energia Divina.

Composto Reconstrutor Energético Emocional

(Aceitação, confiança interna – o SER real)

Este composto oportuniza a restauração da Energia dos corpos mentais e emocionais quando estes se encontram desequilibrados ou dissociados. É útil para rompimento de aura após choques ou traumas ou doenças prolongadas. É útil também para casos de supersensibilidade psíquica.

Este composto restaura todos os corpos, alinhando a Energia da aura em equilíbrio com a sua divindade. Atua nos campos de consciência do equilíbrio interno.

MEDITAÇÃO DA ENERGIA

Escolha um lugar tranquilo em que você não vá ser interrompido. Acomode-se, escolhendo uma posição confortável. Respire profundamente. Faça seis respirações: três vezes inspirando o ar pelo nariz e soltando pela boca e três vezes inspirando e soltando pelo nariz. Agora você vai imaginar quatro tubos, um de cada cor, a sua frente, como se fosse um túnel de vidro de luz colorida. O primeiro túnel é violeta; o segundo túnel, mais a frente, é azul; o terceiro, mais a frente ainda, é rosa; e o último é dourado. Você, devagar, se dirige para o primeiro tubo e se imagina entrando nessa luz violeta. Permita que essa luz vá transpassando todo o seu corpo, removendo cansaços, as tristezas, as dores passadas, deixando aí tudo aquilo que você não necessita mais. Inspire essa luz em todas as suas células, tecidos e órgãos, fazendo uma profunda transmutação no seu ser. Então, você sai desse tubo sentindo que todas as tristezas e dores passadas ficaram para trás, e você se sente renovado. Respire fundo. Você caminha. Então, agora, entra no segundo tubo, o túnel azul. Aqui, você permite que essa luz azul o envolva como se você recebesse um traje azul brilhante que adere a todo o seu corpo, trazendo clareza mental, confiança e força. Você se sente nesse tubo perfeitamente alinhado com o seu corpo mental. Respire fundo. Agradecendo a luz azul, você vai saindo desse túnel. Essa luz se insere dentro do seu ser; você está pronto para entrar no túnel rosa.

Quando você entra no túnel de cor rosa, você recebe essa luz brilhante, que o vai preenchendo suavemente, por inteiro, de um profundo amor e gratidão – desde o alto de sua cabeça até seu coração. Você absorve esse amor levando a cada espaço do seu ser, a cada célula, tecidos e órgãos, sentindo esse sentimento, sendo curado todas as carências, toda a solidão, nutrindo-se desse amor por inteiro. Você se sente mais e mais calmo, mais e mais tranquilo e sereno. Respire fundo. Agradecendo à luz rosa, você vai saindo do túnel. E essa luz se insere no seu corpo, e você dá um passo a sua frente, indo agora para o tubo de luz dourada. Ao chegar nessa luz, você a recebe no alto da sua cabeça e vai banhando todos os seus corpos na Energia Divina Crística que habita o alto, o seu Eu Superior. Você permite, então, que todos os seus corpos se unifiquem nessa luz dourada, que seus chakras brilhem, que seus meridianos se alinhem. E você vai agradecendo e respirando, sentindo-se completamente renovado, disposto e feliz. Vá retornando lentamente ao normal, agradecendo às cores e ao seu Eu Superior por esse momento de trabalho e reconstrução. E vai retornando devagar.

24

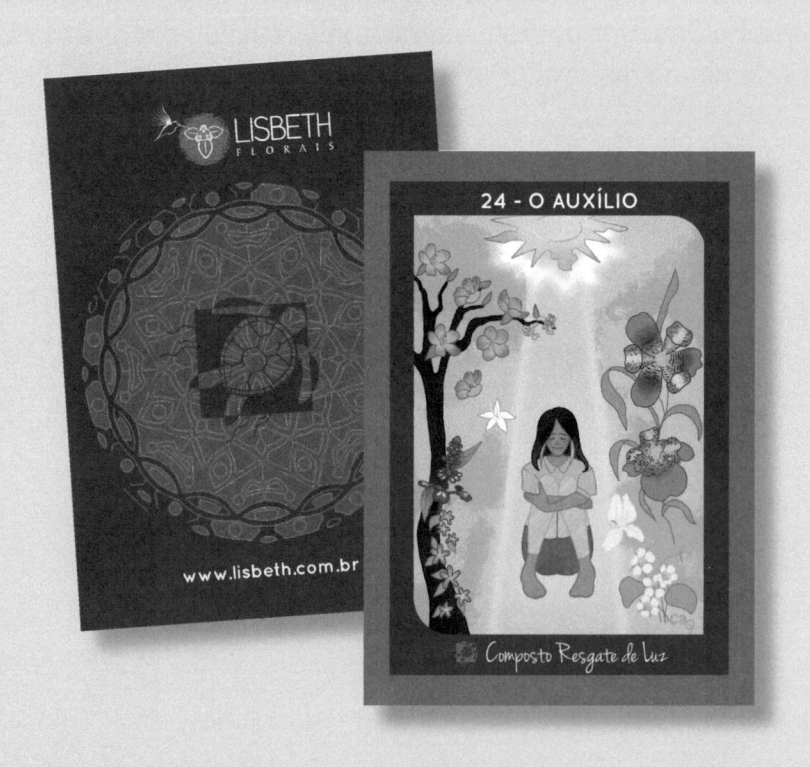

O Auxílio

Se esta carta chegou nas suas mãos, você está pronto para dar o próximo passo na sua caminhada sagrada, na busca de si mesmo. O momento convida você a mergulhar dentro de si e resgatar a sua luz interna, a sua luz divina. Para isso você pode contar com o auxílio das Energias superiores divinas que o auxiliam na guiança.

Esta lâmina mostra uma jovem recebendo uma luz do sol sobre si. Se esta lâmina hoje chegou a sua vida, você está sendo convidado a prestar atenção no auxílio que chega do alto em forma de resgate. Esta carta vem lhe dizer da chuva de bênçãos que está a seu dispor.

Se você vem se sentindo só, abandonado, como se não tivesse ninguém junto de si, duvidando até da sua capacidade e dos seus mestres, preste atenção na sua vida e neste momento. Este momento chama ao despertar; é o momento de estar consigo mesmo.

Entregar-se a essa guiança com confiança, perceber a sua energia vital, honrar essa força divina. Se você não consegue dar esse passo, é possível que você encontre um mestre, um guia ou apenas um amigo que possa lhe dar esclarecimento e prestar o auxílio neste momento. De qualquer forma, é agora que você é convidado ao autoconhecimento e ao encontro consigo mesmo e das forças superiores de luz. Preste atenção à natureza à sua volta, aos pequenos detalhes, aos encontros inesperados.

Às vezes, somos presenteados com muitos encontros divinos, como uma borboleta, uma flor no caminho, um beija-flor ou apenas o sol que ilumina e faz ver o dia mais alegre. De qualquer forma, você está sendo convidado a prestar atenção ao fato de que nunca está só.

No resgate de luz também podemos contar com a guiança da nossa divindade. Para isso basta entrar no coração e estar aberto às mudanças em sua vida.

Composto Resgate de Luz
(Novo *momentum* – elevação e contato com a divindade – para iniciações ou vivências)

O Composto Resgate de Luz é um composto de florais que proporciona um profundo mergulho na luz interna. Este buquê ancora na consciência o curador interno, o sábio, traz a força de resgate para o aqui e agora, despertando a divindade (a divina idade) com muita pureza, compaixão e amor. Atua diretamente no chakra cardíaco, oportunizando uma abertura e comprometimento com a força e a energia vital, e a ligação com o sutil. Elevação, paz, pureza, divindade, prosperidade, abundância e alegria. Ancora no coração a leveza de estar aberto ao encontro com a própria divindade, despojando-se de todas as máscaras, marcas e subterfúgios do passado. Abre-nos para um novo ciclo e um novo *momentum*.

É essência útil em todas as iniciações. Útil também quando vamos fazer o nosso trabalho de alinhamento de luz interna ou prestar auxílio com Reiki ou terapia. O resgate de luz oportuniza um vórtice de profunda luz diretamente com a divindade, ancorando consciência, compaixão, amor e doçura. Atua nos campos de consciência de contato com o Eu Divino.

MEDITAÇÃO DO AUXÍLIO

Encontre um lugar tranquilo em que você não vá ser interrompido. Acomode-se, escolhendo uma posição confortável. Respire profundamente. Faça três respirações, puxando o ar pelo nariz e soltando pela boca. E três respirações puxando o ar pelo nariz e soltando pelo nariz. Relaxe todo o seu corpo. Imagine agora uma luz violeta envolvendo você no alto da sua cabeça. Essa luz vai perpassar todo o seu ser, todo o seu corpo, harmonizando, restaurando, transmutando. Então, você vai se visualizar chegando no alto de uma montanha, um lugar muito lindo. No alto dessa montanha, existe um jardim muito bonito. Nesse jardim você verá uma árvore de cerejeira toda em flor; suas flores rosa e delicadas se soltam em pétalas com a brisa suave do vento. Você vai se sentar embaixo dessa árvore e vai respirando. Vai observando a beleza e a leveza desse lugar. De repente, você vê vindo em sua direção um casal de mestres. Eles estão com mantos que cintilam. Aproximam-se de você e nada falam; apenas sorriem e olham diretamente em seus olhos, passando paz e harmonia. Esses mestres sentam-se ao seu lado, cada um de um lado, e uma sensação de leveza, proteção e amor toma conta de todo o seu ser. Nesse instante, você se sente flutuar e se vê entre estrelas e planetas, num brilho intenso. Você se deixa levar e se sente seguro junto a esses mestres; eles o levam a vários e lindos lugares brilhantes, onde você vê beleza e luz. Você recebe então, mentalmente, muitas informações, talvez alguma coisa que precise para sanar as dúvidas que possa ter ou que tenha tido ao longo de sua vida. Você fica na companhia desses mestres, que o levam para viajar pelos campos celestes e o auxiliam dentro de uma proteção especial. E, assim, eles começam a retornar, levando você, de volta ao jardim. Os mestres olham para você que, de repente, vê um lindo sol iluminando esse jardim com sua luz branca. Esses mestres despedem-se com carinho de você e se dirigem para dentro desse sol.

Então, você observa esse sol que o ilumina e sente-se acolhido, pois sabe que dentro do sol você terá sempre o auxílio necessário dos mestres que acompanham o seu caminho. Respire fundo e vá retornando lentamente, agradecendo pelo auxílio recebido, pela experiência vivida.

25

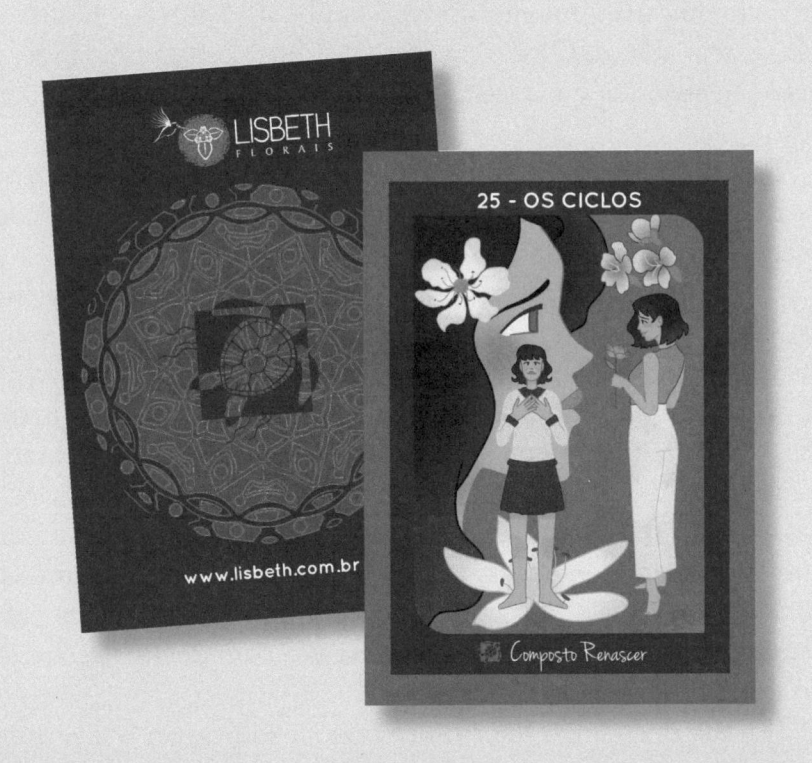

Os Ciclos

Se a imagem Os Ciclos veio ter contato com você no dia de hoje, você está sendo convidado a prestar atenção nas mudanças em sua vida, nos momentos de transição. É quando temos que deixar a criança para ser adolescente, ou deixar a adolescência para assumir a nossa maturidade.

Os ciclos e as mudanças na vida são necessários e às vezes nos pegamos tentando segurar o tempo e num desgaste enorme de energia, não nos abrindo para o novo. A energia que desgastamos para mantermos uma situação pelo medo do novo nos impede de dar o próximo passo e descobrir a beleza da vida ou o aprendizado que os ciclos podem oferecer. De qualquer forma, há uma necessidade de se permitir observar os ciclos em sua vida.

O mundo gira, o tempo passa, e assim a vida se faz. Uma hora é um ciclo, um dia também, um ano também. Assim é a natureza e a vida. Esteja atento. Observe como você lida com as mudanças e os ciclos em sua vida e não se esqueça de agradecer por esses aprendizados.

Esta carta convida a observar bem atentamente quais são os medos de mudança. No que o novo assusta? Ou, qual a dificuldade de desapegar das coisas mais antigas?

Os ciclos são necessários para o amadurecimento e a evolução. Os ciclos da vida são ritos de passagem, extremamente importantes. Do bebê à criança, da criança ao adolescente, do adolescente ao adulto, do adulto ao ancião. Cada fase tem seus desafios, inseguranças, receios, mas também tem as belezas, os encontros, os aprendizados e a sabedoria. Às vezes, nos pegamos nostálgicos, olhando os ciclos que passaram. Não lastime. Você está sendo chamado a rever ou refletir quais as mudanças estão assustando você, ou no que você mudou e sente falta do antigo. Reveja em que idade a sua vida possa ter parado ou estar estagnada. Há algo a ser resgatado com doçura e com amor por si mesmo e curado internamente.

Perceba se algumas das suas emoções não ficaram retidas nos ciclos mais antigos. Quais as faces de seu ser que necessitam aceitar a mudança? A que mudança você precisa dar atenção? Se ela já aconteceu, é hora de acolher e honrar. Se ainda não ocorreu, esteja aberto. Libere o desconforto e aceite com o coração livre todas as mudanças e os ciclos da existência, pois só assim poderemos estar inteiros no aqui e agora.

Composto Renascer
(Superar as dificuldades, renascendo numa nova postura)

Este buquê possibilita um vórtice de doçura e sensibilidade, de contato maior com a divindade, ofertando um renascer na fé e no amor, um renascer em Deus. Possibilita a superação das dificuldades com beleza e doçura. Cria um vórtice de elevação da consciência e aceitação das mudanças, dos ritos de passagem.

O composto Renascer nos traz a energia necessária para renascer, seja qual for a situação por que estejamos passando. É útil em todos os momentos de mudança em nossas vidas, mudanças de casa, de estado civil, mudanças de endereço; enfim, em todos os tipos de mudanças e ciclos este composto está indicado. Atua nos campos de consciência do renascer para novas posturas.

MEDITAÇÃO OS CICLOS

Escolha um lugar tranquilo em que você não vá ser interrompido. Sinta-se à vontade. Respire profundamente. Faça três respirações, inspirando o ar pelo nariz e soltando pela boca. Mais três respirações, inspirando e soltando pelo nariz. Agora, você vai levando a sua consciência a todo o seu corpo, soltando cada parte que está tensa, relaxando toda a sua musculatura. Então, você vai imaginar que está chegando a um campo onde vê uma linda e imponente figueira. O dia claro e o campo verde lhe trazem a sensação de firmeza e vontade. Você vai dirigir-se para baixo dessa figueira, sentar-se encostando bem a sua coluna no caule dessa anciã, inspirando e soltando o ar, e sentindo as raízes dessa anciã sagrada profundas na terra. Nesse instante, você vai sentir presenças divinas próximas a você. Você inspira e solta ar, sentindo paz e segurança.

Então, você vai levar a sua consciência até o momento da sua infância. Observe esse momento; perceba se é um momento feliz ou se as lembranças são tristes. Se positivo ou não. Tome consciência desse fato e perceba que ele é passado. Você percebe que no seu lado direito há uma caixinha verde, e no lado esquerdo, uma caixinha rosa. Se as lembranças que você buscou foram tristes, você vai depositar na caixinha no lado direito, a que tem a cor verde. Se as lembranças foram boas e felizes, vai colocar na caixinha rosa, no seu lado esquerdo. Inspire profundamente, permitindo desapegar-se dessas lembranças. Relaxe, e deixe que chegue outra lembrança agora, que pode ser ainda da infância ou da adolescência. Perceba, novamente, quais são as emoções que vêm com essa lembrança. Tome consciência de que é passado. Honre esse aprendizado e o que ele trouxe até você, e veja em qual das caixinhas deve ser colocado. Repita esse processo em várias lembranças até a sua idade atual; veja do que é necessário desapegar-se e vá soltando. Na caixinha verde as lembranças tristes, e as boas lembranças na caixinha rosa. Então, respire bem fundo, levante e agradeça a essa anciã sagrada, a figueira dos ancestrais. As lembranças tristes contidas da caixa verde você vai colocar embaixo de suas raízes, para que essa anciã dê um destino a essas lembranças. As lembranças da caixa rosa você vai abrir deixando-as fluir na sua frente. À luz de todos esses instantes, e se sentindo a renascer, num momento em que você aprendeu, compreendeu e aceitou.

E, por muito respeito a si mesmo, vá agradecendo, respirando devagar e trazendo todas as bênçãos dos momentos felizes e deixando o passado no seu lugar. Agradeça aos seres de luz e à natureza. Vá retornando lentamente, sentindo-se restabelecido, amparado e renascido.

26

O Sagrado Masculino

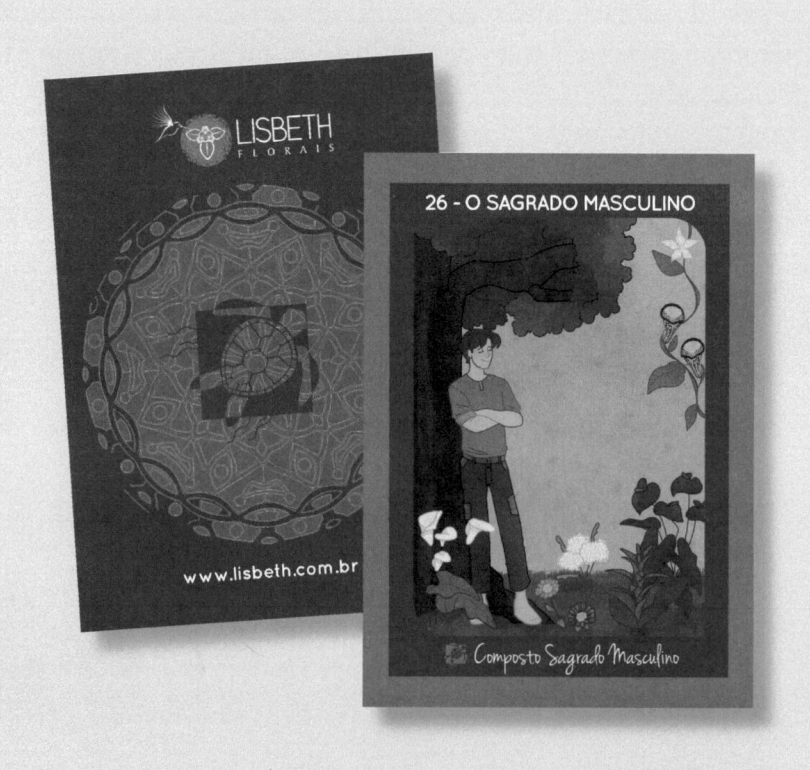

A carta do Masculino traz a oportunidade de observar como você lida com o seu lado masculino, com o masculino em sua vida. Como você se relaciona com esta parte do seu ser? Como é a relação com o seu pai, com o seu filho ou com seus ancestrais?

Esta carta fala da energia masculina, não da energia de virilidade ou sexualidade, mas a energia de força Yang, a energia do guerreiro, do homem, do homem inteiro no que diz respeito a sua essência.

Esta lâmina fala também de um menino que não quer crescer, com medo da responsabilidade do homem adulto, de ser um adulto responsável. Fala de uma criança ferida e frustrada.

A energia masculina é sagrada e às vezes por erro de interpretação e distorção se detém em complexos e culpas. Avalie como você tem lidado com o seu aspecto masculino.

Se você é homem, observe como você lida com a sua virilidade, com o respeito a seu sagrado masculino, com a sua energia. Desperte o guerreiro dentro de si.

Se você é mulher, perceba como lida com a sua energia masculina e também como lida com o masculino em sua vida. Observe se você respeita para ser respeitada.

A energia do sagrado masculino nos traz a abençoada energia da unificação da virilidade e da energia do guerreiro de abrir caminhos. Honre esta energia dentro de você. Conecte-se com o masculino quando você precisa assumir essa postura não mais como um guerreiro batendo e dando murro em ponta de faca, mas como um guerreiro espiritual que vai abrindo caminho junto com a sua divindade.

Composto Sagrado Masculino
(Equilíbrio da energia masculina)

O composto do Sagrado Masculino é útil para a compreensão dessa energia, aceitação plena do Deus interno. Capacidade de compreender e ancorar na consciência o conceito e a aceitação de que o corpo é um templo, e de aprender a lidar com a energia sagrada geradora da vida.

Para homens muito promíscuos, inseguros, que utilizam sexo como fonte de segurança e poder pessoal, que nada mais é do que uma distorção da energia divina da criação. Para Síndrome do Peter Pan, ou então, para processos onde a energia foi desvirtuada, gerando problemas como a ejaculação precoce, distorção da libido e todos os processos da sexualidade masculina. Atua nos campos de consciência da sexualidade equilibrada.

MEDITAÇÃO SAGRADO MASCULINO

Escolha um lugar tranquilo em que você não vá ser interrompido. Coloque-se bem à vontade. Faça seis respirações: três vezes inspirando profundamente o ar pelo nariz e soltando pela boca, e inspirando e soltando pelo nariz mais três vezes. Procure relaxar bem o seu corpo. Agora, você vai imaginar uma luz bem dourada iluminando-o desde o alto de sua cabeça. Permita que essa luz desça por todo o seu corpo. Imagine-se entrando num espaço todo branco, numa sala sem mobília, absolutamente branca, tendo apenas à sua frente um espelho. Você se aproxima desse espelho e olha a imagem ali refletida. Deixe que sua mente busque nessa imagem a sua parte masculina. Se você é homem, observe como você se sente nesse papel, no seu masculino. Observe o que você tem de parecido com o seu pai, seu avô, seus ancestrais ou o seu filho. Observe como você lida com essa parte masculina do seu ser. Se você for mulher, observe os homens de sua vida: seu avô, seu pai, seu filho, seu marido. Observe essa imagem e que tipo de sentimento brota em seu coração. Acolha esse sentimento, seja ele qual for, porque ele faz parte de você. Observe quais as qualidades que você vê nessa pessoa refletida no espelho. Observe também quais os defeitos que você localiza. Então, passe a perceber seja defeito ou qualidade; isso tudo faz parte de você. Nesse momento, perceba que o que você vê refletido é a sua energia masculina.

Agradeça aos seus ancestrais masculinos e os abençoe, pois, se não fossem eles, você não estaria aqui. Passe a honrar tudo o que diz respeito ao masculino na sua vida, a sua força, a sua energia Yang, o seu estado de clareza mental, os seus dons e potenciais. Comece a identificar todos os dons e potenciais que você possui, e os defeitos que você considera, apenas para que possa corrigi-los. De qualquer forma, a mensagem desse espelho nessa meditação é para que você honre o sagrado que habita no seu ser, o sagrado masculino representante da energia Yang do Divino Pai na Terra. Faça as pazes com sua parte masculina honrando todo o seu ser e vá retornando devagar, sentindo-se amparado e protegido.

27

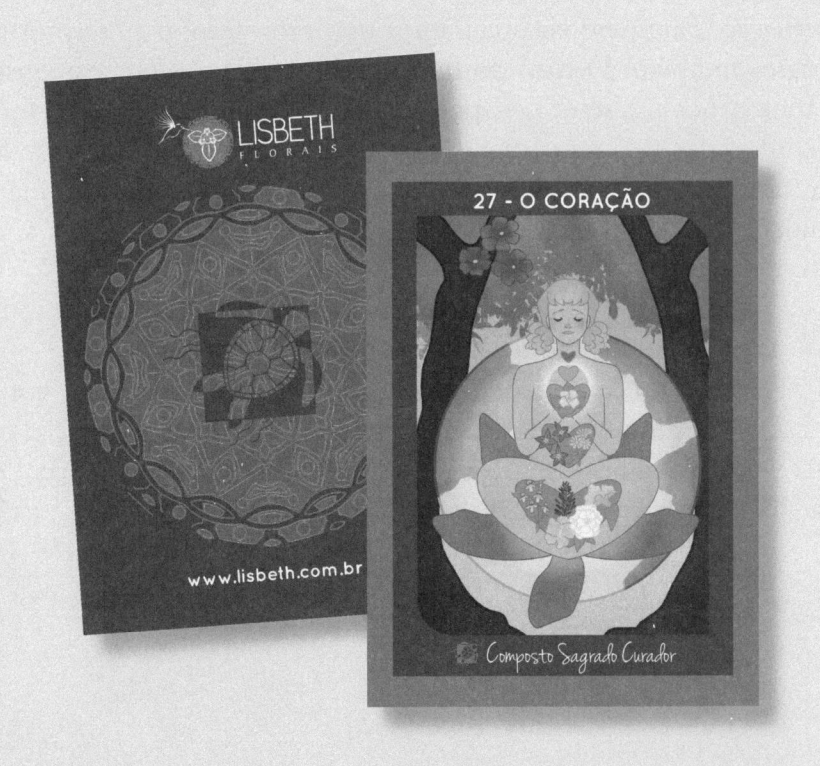

O Coração

Se esta carta apareceu para você, observe como está seu coração. É leve? Está pesado? Você já se perdoou? Precisa perdoar a alguém? Observe o seu coração, porque é através dele que você vai chegar à perfeita cura.

Esta lâmina mostra a Terra, a sua natureza, o ser e as várias formas de corações com flores dentro. Se esta carta chegou neste momento para você, está sendo convidado a perceber o quanto você tem dado atenção ao seu coração.

O coração é onde habita o nosso sagrado curador, a nossa criança curadora, nosso mestre curador, a nossa essência divina. Coração quer dizer a cor da ação. É no coração que é feita a grande alquimia das energias dos corpos inferiores para os corpos superiores. Todo ser humano tem o coração como centro de energia, centro de transformação. Para perdoar precisamos usar o coração, para sermos perdoados também. Dentro do nosso coração estão os nossos registros e toda a nossa essência. É por essa cor, é pelo coração que somos reconhecidos pela espiritualidade superior. E aqui também que nosso curador, através do filtro de nossos sentimentos, da alquimia das emoções negativas em sentimentos positivos, é que fazemos a cura em nós mesmos.

O coração é o sagrado curador, é onde podemos realmente modificar as estruturas cristalizadas do nosso ser.

É através do coração que você consegue dar o seu salto de consciência, alquimizando toda a sua estrutura. E assim o seu coração conduz você à cura por inteiro, à cura junto à natureza divina de Deus Pai/Mãe consciente. A cura da Terra.

Composto Sagrado Curador
(Desperta a capacidade de reagir e desperta o curador interno – doenças graves)

> Este composto ancora a força do curador sagrado, resgata a capacidade de lutar em situações limites ou muito difíceis. Em caso de doenças ou situações graves, traz à consciência a força de reação positiva, resgata a capacidade de regeneração, revitalização do processo de vida. Atua nos campos de consciência do poder de autocura.

MEDITAÇÃO SAGRADO CURADOR

Encontre um lugar tranquilo em que você não vá ser interrompido. Sinta-se à vontade. Faça seis respirações: três vezes inspirando o ar pelo nariz e soltando pela boca, e as três últimas, inspirando e soltando pelo nariz. Agora, você vai levar a sua consciência para o seu coração; coloque-se no centro do seu peito, que se abre como uma linda flor rosa. Você vai sentar-se no centro dessa flor. Inspire profundamente e peça ao seu Eu Superior para que você possa ter contato com o seu mestre curador, que você foi informado que ele mora no centro dessa flor. Aguarde alguns segundos. Você vai sentir, perceber, intuir ou imaginar um outro você, que pode apresentar-se como uma criança, um jovem ou um ancião. Observe e interaja, fazendo um exercício de compaixão consigo mesmo. Perceba o seu coração e observe essa imagem, se existe paz ou harmonia; se assim não for, ore e peça para que o seu centro seja iluminado pela luz de cura que vem desse mestre, que a sua consciência perceba aquilo que é necessário curar. Torne-se o seu coração. Pulse no ritmo do seu coração. Perceba no seu íntimo, dentro do timo, o coração etérico – nós temos a chave para todas as nossas curas. Irradie a luz rosa dessa flor e sinta o seu coração abrir e inundar-se com a presença do seu mestre curador.

O coração quer dizer a ação da cor, a ação do curador. Permita-se ser curado de tudo aquilo que você precisa e cada vez adquirir mais consciência do seu centro, do seu ser. Vá agradecendo, despeça-se do seu mestre curador e retorne devagar.

28

As Mortes

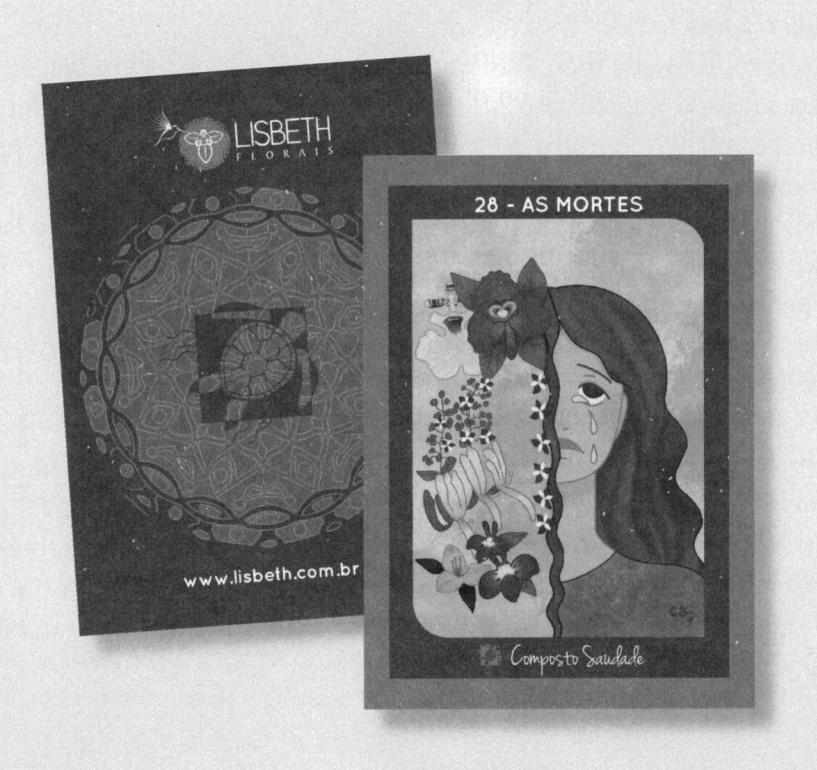

Esta carta vem convidar você a perceber se não está há tempo demais preso a uma saudade, numa falta, num luto. Às vezes, a prisão pode tornar-se permanente. Enquanto não viver o luto e o deixar partir, você pode ficar aprisionado a ele.

Se esta lâmina hoje chamou a atenção, perceba o desenho dela. O rosto triste, as lágrimas e as flores encobrem uma parte da face.

Na maioria das vezes não percebemos, mas a saudade e as tristezas embotam parte de nós mesmos.

As mortes são etapas necessárias na vida. Muitas vezes, achamos que não sobreviveremos a uma perda afetiva, a uma saudade, a um momento que passou em nossas vidas. Esta carta chama atenção para você observar qual a lição, o que você pode aprender com esse momento que passou. Os ciclos da vida fazem parte: o nascimento, a vida e a morte.

A morte nada mais é do que uma transformação. Observe, então, se a saudade não deixou que você vivesse outros momentos felizes, não permitiu que se abrisse para novos momentos. Observe há quanto tempo você pode estar preso a essa dor. Vire a página. Observe-se a si mesmo. Reavalie qual a sua relação com as perdas afetivas familiares ou com outros tipos de perdas. Lembre-se de que viver o luto é necessário, mas permanecer nele por tempo demais pode impedir que você conheça e viva outras experiências e outros momentos para a evolução do seu ser.

O amor transcende a morte e a vida, e sempre estaremos ligados àqueles com os quais compartilhamos. Perceba, então, se não é o momento de você virar a página, de vivenciar a sua saudade, mas também de deixar que a vida o conduza para um novo momento. Portanto, observe. Honre os momentos vividos, honre as pessoas que passaram pelo seu caminho, e transforme a saudade em momentos bons e de belas lembranças.

Composto Saudades
(Aceitação das perdas afetivas e familiares)

Para aqueles que não conseguem superar as perdas, paralisando suas vidas. Em caso de mortes ou separações onde a dor se aloja, consumindo e distorcendo a energia vital, o composto Saudade libera esses cordões que aprisionam, permitindo que este desenlace se faça, rompendo assim com a dor, a depressão.

Oportuniza um olhar para frente, honrando o passado, mas não mais vivendo nele. Atua nos campos de consciência de seguir em frente.

MEDITAÇÃO AS MORTES

Escolha um lugar onde você não vá ser interrompido, onde possa acomodar-se, sentindo-se bem relaxado. Respire três vezes, inspirando o ar pelo nariz e soltando pela boca. Relaxe e respire mais três vezes, inspirando e soltando o ar pelo nariz. Relaxe. Perceba que todo o seu corpo vai cedendo ao comando de relaxamento. Agora, imagine uma luz anil entrando no alto da sua cabeça. Permita que essa luz liberte tudo aquilo que você está com dificuldade de soltar, cortando os cordões, as amarras, as suas dificuldades. Você vai se imaginar chegando num lindo jardim todo em flores nas cores branca, rosa e lilás. Você inspira e sente o perfume dessas flores. Então, você se concentra no seu coração e deixa que venha a sua memória aqueles que já partiram de uma forma ou de outra de sua vida, aqueles de que você sente falta e saudade; perceba que vão chegando um a um, sempre acompanhados de seres e devas de luz. Talvez você se emocione, é perfeitamente natural, sinta essa emoção, acolha essa saudade. A saudade faz parte, porque essas pessoas fizeram parte de sua caminhada, de sua jornada. Vá percebendo, sentindo e acolhendo esse encontro, esse amor. Honre toda a experiência que você viveu com essas pessoas. Permita desprender-se de um a um, aproveitando a oportunidade que você tem neste momento de abrir o seu coração e dizer e passar tudo aquilo que você não teve a oportunidade. E, assim, você vai saudando a presença de cada um, agradecendo com muita luz e muito amor.

Você então percebe que os laços de dor e saudade que os prenderam a você foram soltos. E você vai respirando fundo, agradecendo esse jardim que o recebeu e as flores lilás que o envolvem numa bruma violeta e num perfume agradável e doce. Então, você vai retornando devagar, agradecendo cada um pela presença, agradecendo ao seu Eu Sou e aos seus Mestres por essa oportunidade. Respire e retorne lentamente. Despeça-se do seu mestre curador e retorne devagar.

29

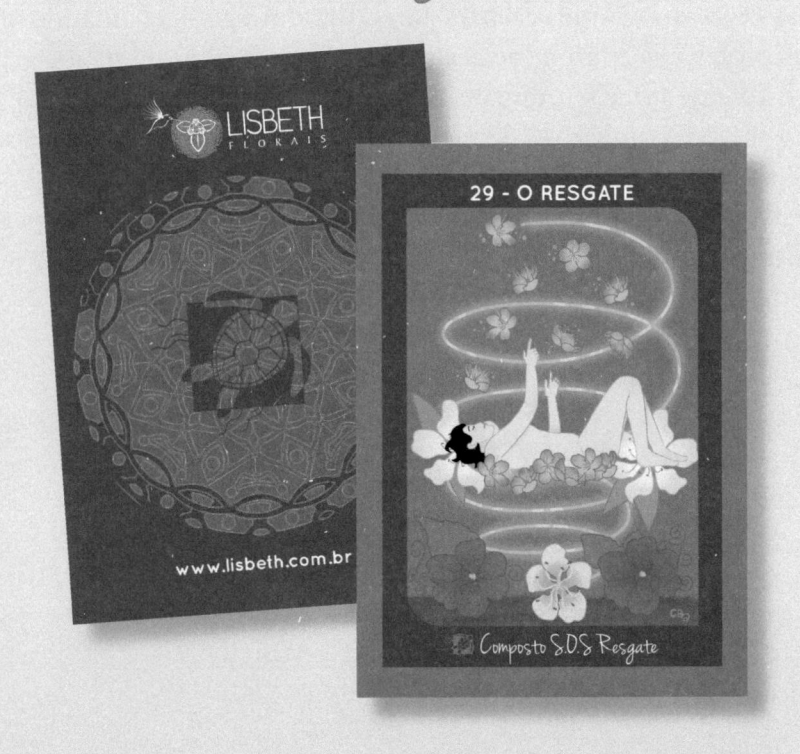

O Resgate

Se você retirou esta carta hoje, pode ser que você nem tenha se dado conta de que tenha passado por tal momento ou que ele ainda esteja dentro de você. O resgate se faz quando você não consegue mais perceber a saída para uma situação conflitante; sua energia vital já se encontra destoada, distorcida e você não conseguiu mais dar conta.

Esta lâmina mostra uma espiral de flores e de energia verde curativa, em resgate a alguém que está necessitando e pedindo.

O Resgate vem falar daqueles momentos de crise, momentos em que o pânico e a crise se estabeleceram, momento grave que você possa estar passando. Pode ser um momento em que ataques de pânico, alguma doença grave ou problemas de difícil resolução sejam vividos.

Observe que você pode sempre ter o auxílio que pedir. A carta do Resgate fala de um momento onde você deve ter humildade e aproveitar essa oportunidade para fazer sua entrega – chamando pelos seus protetores e fazendo suas orações. Isso favorecerá para a espiral de luz verde fazer seu resgate, auxiliando-o neste momento tão difícil. Observe como você lida com momentos de crise e lembre-se de que a oração é hora da ação.

Esta lâmina chama a atenção para que você aprenda a ter a confiança e pedir esse auxílio. O resgate virá com certeza.

Composto S.O.S. Resgate
(Momentos de crise – choque e traumas)

Para situações graves de choques, traumas ou dor, SOS Resgate proporciona a elevação da energia vital para reagir diante das dificuldades.

Cria um grande vórtice de luz verde curativa e auxilia a sua consciência para que você possa saber que pode superar seja qual for o momento. Atua nos campos de consciência do auxílio.

MEDITAÇÃO O RESGATE

Procure um lugar em que você não seja interrompido. Relaxe. Respire bem fundo. Acomode-se e aos poucos relaxe todo o seu corpo. Desprenda-se de toda a tensão, de tudo aquilo que o envolveu até agora. Respire e relaxe. Observe agora o seu coração, perceba esse momento em que você se sente fragilizado, assustado e talvez desorientado. Respire, dando espaço para o seu coração. Você vai se sentir sendo levado até um prédio branco luminoso, onde seres iluminados o aguardam. Você chega ao hospital espiritual e seu mestre pega a sua mão e o conduz para uma sala. Ali uma suave luz azul lhe traz a sensação de acolhimento, de relaxamento. Respire. Sinta essa luz azul. Seu mestre convida você a deitar-se numa maca com lençóis alvos e perfumados. Você sente outras presenças e vai relaxando. Aos poucos, começa a sentir toda a sua musculatura dar passagem para uma sensação de leveza e de adormecimento. Nesse momento, você está sendo atendido pela equipe de pronto socorro do hospital espiritual, onde eles entendem, sentem e sabem tudo aquilo que você precisa, e, através das suaves cores, de todas as energias divinas de cura quântica, do Reiki, das energias disponíveis no céu, os seres de luz auxiliam você nesse momento.

Você vai relaxando até que tem a sensação de adormecer. Apenas permita se levar pelo aroma suave, nas cores, junto a esses mestres, a esses médicos espirituais. Quando você acordar, respire bem fundo. Agradeça a equipe que atendeu você e comece a retornar, trazendo toda a sensação de paz e equilíbrio para o seu corpo físico.

30

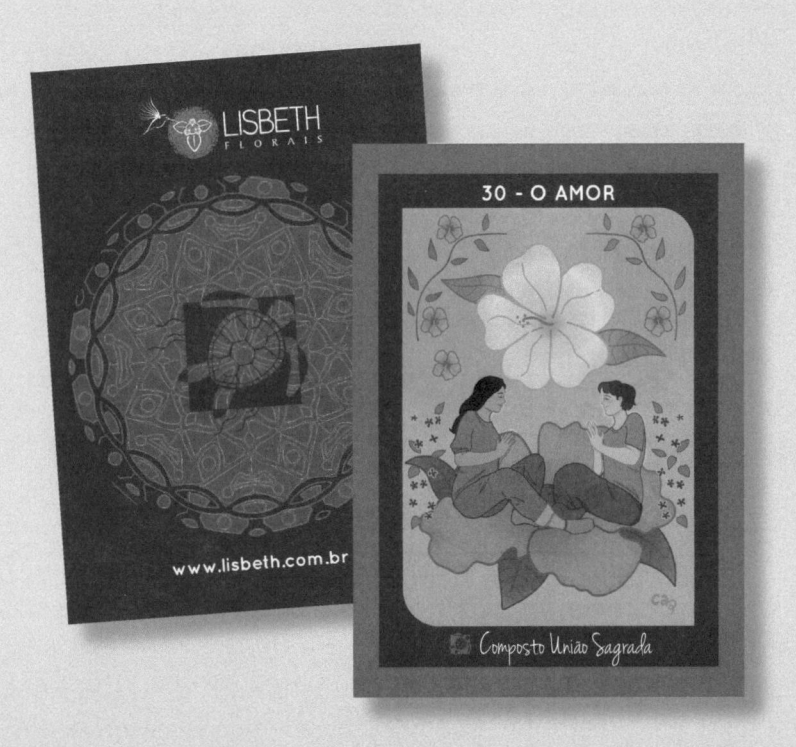

O Amor

Esta carta pede para que você avalie como você vivencia o afeto, o amor na sua vida. Observe que para vivenciar esse amor, você deve largar todos os outros conceitos e preconceitos que tem sobre si e sobre o outro. Amar significa compartilhar, respeitar, dividir, contribuir e estar. Esta carta traz também a mensagem de que você possa estar esperando um amor ideal, um amor sonhado. O amor deve ser construído.

Esta lâmina traz na sua essência uma linda flor de quatro pétalas, representando a base onde um casal se encontra em posição de reconhecimento. A flor acima, representando o mimo de vênus, traz a este momento o amor.

A carta do Amor fala do relacionamento, do verdadeiro afeto. Aquele que vê com respeito, com diálogo, com carinho, que desabrocha para a verdadeira intimidade.

A carta do Amor ensina que, através do sagrado ponto de vista de cada um, nós podemos estabelecer o respeito.

Amar pode ser uma das coisas mais difíceis que podemos viver. Na maioria das vezes, o nosso amor é egoísta. As pessoas esperam que o seu amor corresponda àquilo que elas gostariam que ele fosse. Amar é muito mais do que isso. Amar é amar no todo, na integridade, respeitando cada particularidade, respeitando cada forma de ser. É a união, é a fusão com o outro. Ainda assim, mantendo a individualidade, as suas preferências, a sua coerência, o seu ser.

A carta da União Sagrada (a carta do Amor) fala do amor verdadeiro, do amor onde o espelho se faz para que cada um possa evoluir e dentro desse sentimento construir uma relação estável.

Se esta carta saltou para você no dia de hoje, perceba como você trata seu companheiro, sua companheira. Como você identifica o amor na sua vida? É uma verdadeira entrega? Existe respeito nessa união? Existe confiança? Existe companheirismo? Existe andar lado a lado? Observe quais são os seus conceitos do amor.

Se você está passando por um momento difícil, avalie o que poderia fazer para melhorar essa relação. Se você já vivencia um momento assim, parabéns! Viva intensamente, porque só quando existe amor vale a pena.

Composto União sagrada
(Alinhamento da relação afetiva)

Este composto é útil para todos os relacionamentos. Proporciona um alinhamento da relação afetiva, permitindo que se estabeleça um diálogo, um caminho para desabrochar a verdadeira intimidade. Para casos onde há distanciamento, falta de diálogo, de toque, de afeto nas relações afetivas. Para aqueles casos onde os companheiros se tornaram distantes e muito dentro de si mesmos, esquecendo o compartilhar da relação. Esta essência é útil também para o afinamento de toda a energia, alinhando o casal.

A essência da União Sagrada simboliza que o sagrado masculino compartilha com o sagrado feminino de igual para igual e que o amor possa fluir na integridade de um amor incondicional, um amor sem condições. Atua nos campos de consciência da União Sagrada.

MEDITAÇÃO PARA O AMOR

Escolha um lugar tranquilo em que você não vá ser interrompido. Coloque-se bem à vontade. Relaxe bem o seu corpo, inspirando o ar pelo nariz e soltando pelo nariz, três vezes. E inspire o ar pelo nariz e soltando pela boca, três vezes. Procure relaxar, percebendo os pontos de tensão irem se dissolvendo. Concentre-se no seu coração e imagine uma luz rosa entrando no alto de sua cabeça. Permita que essa luz se ancore no seu coração. Você irá perceber uma rosa cor-de-rosa abrindo-se lentamente, desabrochando suas pétalas aos poucos. Você, então, vai se imaginar bem pequenininho e irá sentar-se no centro dessa rosa, sentindo o seu perfume. Nesse momento, uma luz tênue verde começa a descer e a envolver você dentro dessa rosa. Essa luz começa em espiral a rodar no mesmo sentido que a rosa, e você, no centro, começa a sentir uma energia de amor, uma energia de profundo amor, carregado de sentimentos de gratidão, de doçura. Nesse instante, você percebe que não está sozinho no centro dessa rosa, e as mãos se encontram e se tocam com suavidade. Um aroma suave de rosa se mistura ao aroma suave de cravo que acompanha essa luminosidade verde. Essa suavidade e esses aromas levam você a um momento de recordar, recordar um amor, um encontro, uma vida. Essa espiral de luz rosa e verde sobe e desce envolta de vocês, e existe um reconhecimento nessa união. Nesse momento, não importa se você tem ou não um amor, essa energia está abrindo o caminho para uma relação, para um novo momento na sua vida. Se você já tem um amor, um companheiro, honre esse momento sagrado.

Agradeça, honre e ilumine todos os aspectos dessa relação que servem de cura para ambos. Aí, então, você abrirá mais e mais a possibilidade de harmonia nessa relação, nessa união sagrada ou de encontrar o amor sagrado na sua vida. Permaneça no tempo que for necessário, onde essa energia de luz rosa e verde em espiral vai envolvendo, envolvendo, harmonizando você e o seu parceiro (essa pessoa que está ao seu lado hoje ou que está por vir). E aí, então, você vai agradecendo e trazendo junto com você o aroma da rosa e do cravo e trazendo na memória do seu coração esse reencontro, essa União Sagrada.

31

A Dependência

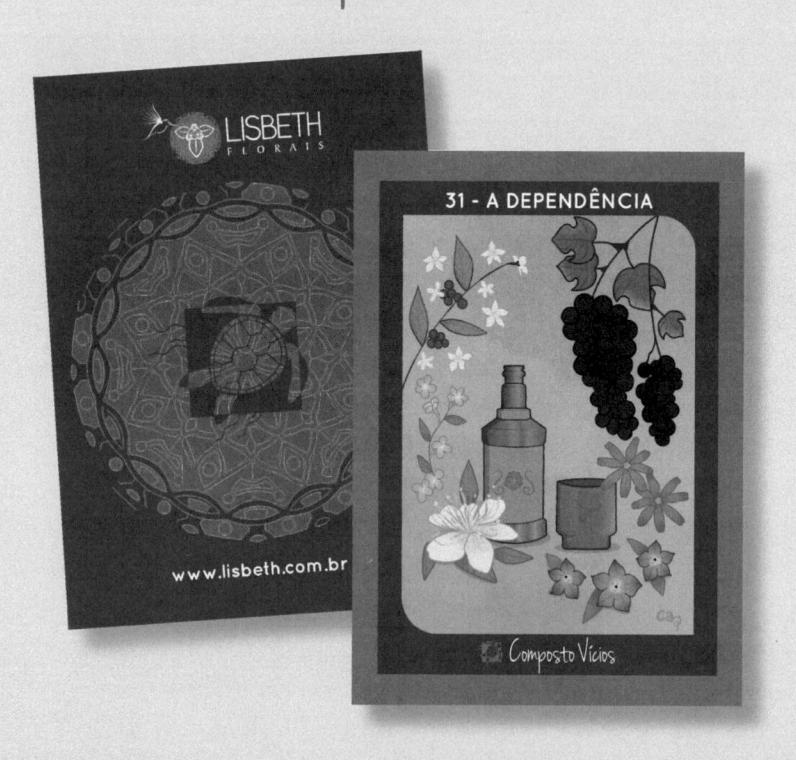

Se esta lâmina saiu hoje no seu caminho, observe se você tem alguém próximo ou se você vivencia uma experiência de dependência. A dependência nada mais é do que uma muleta, algo para podermos nos firmar. Observe o quanto você está disposto a mudar esse comportamento, a modificar a direção desse caminho.

Esta carta mostra as flores, as uvas, o copo, a garrafa. Mas isso é apenas um simbolismo do que pode ser uma dependência ou vício.

Existem muitos tipos de vícios: o alcoolismo, o cigarro, a drogadição. Existem vícios de relacionamentos, dependências às vezes que fazem com que a pessoa não consiga se perceber como um ser único e individual.

De qualquer forma, observe como você lida com as dependências na sua vida, ou se alguém na sua família sofre de dependência – às vezes, você pode ser muito duro ou muito crítico.

Devemos lembrar que todas as pessoas que têm uma dependência na vida, ela existe por um motivo ou por algum sofrimento e que não devemos julgar tão severamente quem passa por esses problemas.

Se esta carta saiu para você, observe qual o momento, qual a experiência, qual o fato que traz esta carta às suas mãos. Observe se você esta lidando com algum momento de dependência na sua vida ou se algum parente próximo ou amigos possa estar, e qual auxílio você pode dar a si mesmo ou ao outro. De qualquer forma, esta carta chama atenção para que perceba que a dependência é um pedido de socorro. Que a pessoa procura transcender aquilo que a faz sofrer.

Se esta carta saiu no seu caminho, preste atenção se você precisa de auxílio ou se você pode auxiliar alguém?

Composto Vícios
(Auxílio nas dependências)

Este composto é útil no auxílio em todas as dependências. Ancora na consciência a capacidade de reconhecer os medos e muletas que carregamos. Útil na drogadição, no tabagismo, no alcoolismo ou até nas dependências e distorções de comportamentos.

Auxilia personalidades destrutivas que necessitam de um apoio para superarem estas dependências. Auxilia a consciência a perceber a real necessidade de mudança e de auxílio. Atua nos campos de consciência da capacidade de olhar para a falta.

MEDITAÇÃO PARA DEPENDÊNCIA

Escolha um lugar em que você não vá ser interrompido. Coloque-se bem à vontade, de forma que você possa se sentir relaxado. Respire profundamente três vezes, inspirando o ar pelo nariz e soltando-o pela boca. E mais três vezes, inspirando o ar pelo nariz e soltando-o pelo nariz. Perceba o seu corpo, observe os pontos de tensão e relaxe. Agora, concentre-se em observar onde você tem fragilidades, qual é a sua dependência. Você fuma? Você abusa do álcool ou outras substâncias? Ou você é dependente de carinho e atenção? Observe o ponto de fragilidade que ocupa o seu ser, trazendo-lhe angústia e privando-o de liberdade. Agora, você vai imaginar uma luz azul envolvendo-o desde o alto de sua cabeça. Permita que a luz da libertação, do poder e da fé o envolva completamente. Essa luz torna-se um túnel que cria um caminho de luz que o leva para uma floresta, no meio de uma clareira. Nessa clareira, você encontra um círculo. No centro desse círculo, vê um lindo fogo. Você vai se sentar, observando esse fogo, observando as chamas tremulantes que dançam na frente de seus olhos. Você imagina nesse instante, diante desse fogo sagrado, que você pode ir queimando toda a energia de dor e dependência que possa estar ocupando a sua vida, mexendo com a sua energia. Tome consciência pedindo ao seu divino ser que você possa libertar-se de todas as dores e consequências que essa dependência traz para a sua vida, a sua família. Permita-se, sentado, sentir-se mais e mais leve, até você perceber que essa leveza e essa suavidade tomou conta do seu coração.

Então, você agradece ao fogo sagrado, ao Avô Fogo. Vá retornando devagar, compreendendo, na sua consciência, que essa meditação deve ser feita por mais vezes para que você obtenha o resultado, e que você possa ser muito honesto consigo mesmo, percebendo e encarando as suas dependências e realmente tomando a atitude com a vontade do seu coração de se libertar. Retorne aos poucos, agradecendo ao Fogo Sagrado.

32

A Missão e o Propósito

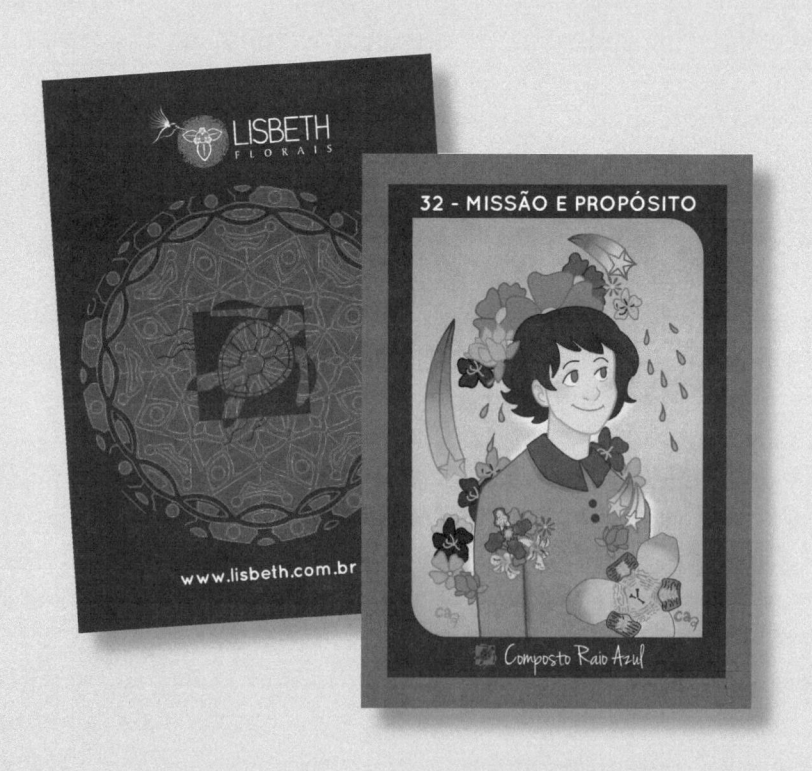

Se esta imagem surgiu para você hoje, você está sendo convidado a prestar atenção no seu mais íntimo ser. Qual o seu propósito na vida? Qual a sua missão?

A lâmina mostra uma adolescente envolvida em flores, estrelas e lágrimas.

A mensagem desta carta é que a Missão e o Propósito ainda estão muito inconscientes, trazendo angústia e sofrimento. O olhar perdido mostra que falta clareza ao escolher que caminho seguir. As estrelas e as flores apresentam que o seu Eu Superior está lhe mostrando esse caminho e que você está apto a dar o próximo passo.

Esta carta mostra a proteção e o apoio dos seus mestres e indica que você não desanime, que esteja atento a todos os sinais, e que não se perturbe pela indefinição e escolhas. Às vezes, o caminho se mostra como uma não ação, com a simples forma de ficar, aquietar a mente e o espírito e deixar que a visão se abra claramente. De qualquer forma, este é o momento de repensar e observar todas as suas escolhas e os caminhos que se abrem. Pedir ao seu Eu Superior a clareza e o propósito para que assim você possa cumprir a sua missão.

A mensagem desta carta é: fé, confiança e proteção. Não importa quantos caminhos se abram, você vai escolher aquele que está de acordo com a sua alma.

Composto Raio Azul
(Missão e propósito)

Este composto cria um poderoso vórtice de luz azul que vem limpando de cima, trazendo confiança e proteção para que você possa cumprir o seu propósito e o seu caminho. Faz com que a sua alma reconheça os bloqueios e acredite na sua condição e merecimento, desfazendo assim todos os bloqueios inconscientes.

Ajusta o seu reto caminhar com confiança, equilíbrio e estabilidade. Atua nos campos de consciência de aceitação da sua missão – Confiança.

MEDITAÇÃO MISSÃO E O PROPÓSITO

Encontre um lugar onde você fique à vontade em que não seja interrompido. Você pode deitar ou sentar; sinta-se relaxado. Respire bem fundo, soltando todo o seu corpo. A cada inspiração você irá sentir-se mais e mais leve, e relaxado. Agora, procure visualizar uma luz branca que desce, entrando no alto de sua cabeça e preenchendo todo o seu ser. Essa luz que entra agora abre um caminho, uma estradinha de chão batido, entre vales verdes, onde você vai caminhando e respirando, permitindo que essa natureza divina vá até você, suavizando-o. Aí, então, você vai encontrar um alto portão branco. Na entrada desse portão, nas laterais, árvores frondosas formam uma grade, uma cerca verde e brilhante. Você abre esse portão e se vê diante de um túnel verde de árvores que o leva até um rio de águas muito limpas e cristalinas. Você vai até a beira desse rio e lava seus pés nessa água; você vai ver uma linda ponte, que o leva para o outro lado.

Você percebe que lá do outro lado há algo muito brilhante, como se fosse um grande sol, e você resolve atravessar essa ponte. A cada passo, você chega mais próximo dessa luz e vai percebendo que é como se fosse um grande girassol que se abre; a luz dourada no seu centro o convida a entrar. Você entra nesse sol, nesse girassol dourado e encontra um altar, em cima desse altar uma chave dourada, que você irá colocar no seu coração. Essa chave contém o registro e a memória do seu propósito divino como ser das estrelas; coloque essa chave no seu coração; ela vai ter contato com a cor da sua ação e vai trazendo acesso, mesmo que inconsciente nesse momento, do seu servir, do seu propósito divino, da sua missão. Você honra esse altar, agradece a esse sol e vem fazendo o caminho de volta. Ao atravessar na ponte, você se despede desse rio de águas cristalinas, sai no portão e deixa-o aberto. Vá retornando devagar, tomando consciência do seu corpo. Nos próximos dias, perceba os seus sonhos e intuições e escute o seu coração.

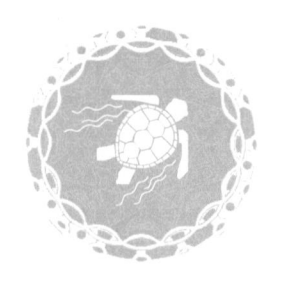

CONCLUSÃO

Nosso Propósito e Missão Celestes:
Nos dias atuais existe uma grave crise, social e pessoal. Há um choque entre o antigo padrão de ser, fomentado por uma estrutura invisível e supressora do ser como consciência individual, idealizada na mecanização das relações, e estilhaçamento do ser integral em papéis definidos e socialmente aceitos, e o novo, através de uma ideia emergente de reintegração das partes formadoras da consciência individual, baseada no amor, na transformação pessoal, possibilitando as mudanças nas teias das relações.

Nossa missão e nosso propósito consistem em romper os padrões limitadores da consciência, abrindo a possibilidade de evolução individual e compreensão de si mesmo.

As essências florais oportunizam um vórtice das mudanças necessárias, através do conhecimento de si mesmo. A sensibilidade e a percepção só podem ser despertadas quando nos interiorizamos.

Os sentidos exteriores inibem o desenvolvimento do Eu interno, que só ocorre quando calamos e escutamos as mensagens do coração.

Assim, o inconsciente se transforma em ferramenta, que oportuniza as nossas escolhas.

Elisabet Dusik

LISBETH
FLORAIS

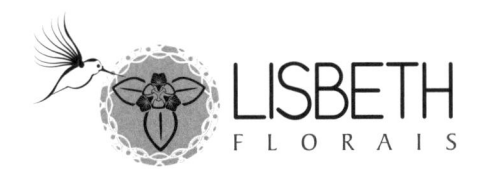

www.lisbeth.com.br